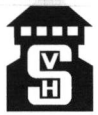

MUTMACHBUCH

So gelingt Abnehmen!

Erfahrungsberichte von Menschen,
die erfolgreich abgenommen haben und
ihr Gewicht halten

Von

Sabine Haberkern

Schneider Verlag Hohengehren GmbH

Umschlaggestaltung: Verlag

Umschlagfoto: © smileus – Adobe Stock.com

Gedruckt auf umweltfreundlichem Papier (chlor- und säurefrei hergestellt).

Bibliografische Information der Deutschen Nationalbibliothek

Die Deutsche Nationalbibliothek verzeichnet diese Publikation in der Deutschen Nationalbibliografie; detaillierte bibliografische Daten sind im Internet über ›http://dnb.dnb.de‹ abrufbar.

ISBN: 978-3-8340-1957-8

Schneider Verlag Hohengehren,
Wilhelmstr. 13, D-73666 Baltmannsweiler
Homepage: www.paedagogik.de

Das Werk und seine Teile sind urheberrechtlich geschützt. Jede Verwertung in anderen als den gesetzlich zugelassenen Fällen bedarf der vorherigen schriftlichen Einwilligung des Verlages. Hinweis zu § 52a UrhG: Weder das Werk noch seine Teile dürfen ohne vorherige schriftliche Einwilligung des Verlages öffentlich zugänglich gemacht werden. Dies gilt auch bei einer entsprechenden Nutzung für Unterrichtszwecke!

© Schneider Verlag Hohengehren, 73666 Baltmannsweiler 2019
Printed in Germany – Druck: WolfMediaPress, Korb

Inhaltsverzeichnis

Einleitung 1

1. Maria:
   „Abnehmen kann jeder. Das Gewicht zu halten ist das
   Schwierige!" 5

2. Thorsten:
   „Dieses Punktesystem ist für mich ein gutes Werkzeug mein
   Essverhalten zu kontrollieren" 20

3. Martina:
   „Ich bin früher im Viertelstundentakt zum Kühlschrank" 30

4. Volker:
   „Die Diagnose Diabetes gab mir die Chance auf ein zweites und
   besseres Leben" 42

5. Dorothée:
   „Kein Kuchen ist auch keine Lösung!" 55

6. Thomas:
   „Für mein Übergewicht habe ich mich verachtet" 65

7. Judith:
   „Ich lernte erst als Erwachsene ein vernünftiges Maß beim
   Essen" 77

8. Sabine:
   „Endlich wieder Normalgewicht!" 86

Schlussbemerkungen und allgemeine Informationen 102

Danksagung 105

Literaturverzeichnis 106

Einleitung

Jahrelang hatte ich selbst mit überflüssigen Pfunden zu kämpfen. Jedes Jahr nahm ich ein bisschen mehr zu, das passierte ganz allmählich und schleichend. Über viele, viele Jahre hinweg hatte ich so viel an Gewicht zugelegt, dass ich mir selbst nicht mehr gefiel.
Es war offensichtlich, dass ich weiter zunehmen würde, wenn sich nichts änderte. So entschied ich mich abzunehmen, bis ich wieder mein Normalgewicht erreicht habe. Wie es zum entscheidenden Motivationsschub kam und wie ich es schließlich geschafft habe, können Sie, neben weiteren Erfahrungsberichten, in diesem Mutmachbuch lesen.
Für dieses Buch habe ich sieben Menschen interviewt und ihre Lebensgeschichten rund um das Thema Gewicht aufgeschrieben. In diesen authentischen Berichten schildern die Frauen und Männer wie sie erfolgreich abgenommen haben und wie sie ihr Wunschgewicht halten. Diese Protagonisten sind in ihren Charakteren, Wünschen und ihren jeweiligen Vorgeschichten sehr verschieden.

Einige hatten schon von klein auf Gewichtsprobleme, manche erst seit ein paar Jahren. Einzelne bewegen sich gerne, andere sind Sportmuffel. Eine Protagonistin nahm über sechzig Kilo ab, eine andere um die zehn Kilo. Etliche hatten zuvor schon alles an Diäten ausprobiert, mehrere hatten sich zum ersten Mal an das Thema Abnehmen herangewagt.

Sämtliche Interviewpartner hatten so ihre Eigenarten. Etwas, auf das sie auch beim Abnehmen nicht verzichten konnten, Besonderheiten, die berücksichtigt werden mussten, damit der Abnehmerfolg langfristig funktionierte.

Da ist zum Beispiel Volker, der über hundertfünfzig Kilo wog, als ihn die Diagnose Diabetes endlich aufrüttelte und ihm half, doch noch ein gesundes Essverhalten zu entwickeln und ein neues, besseres Leben zu beginnen.

Judith war bereits als Kind sehr übergewichtig und lernte erst als Erwachsene ein vernünftiges Maß beim Essen.

Auch Thorsten fand für sich eine Methode, die zu seinen unregelmäßigen Arbeitszeiten passt und die ihm geholfen hat, Kontrolle über sein Essverhalten zu finden.

Oder Dorothée, die sportlich ist und sehr schlank sein möchte, die sich aber nicht vorstellen kann, auf Süßes zu verzichten. Auch sie hat für sich eine funktionierende, alltagstaugliche Methode gefunden.

Maria hat ohne Magenoperation fünfundsechzig Kilo abgenommen. Sie ist ein Mut machendes Beispiel für diejenigen, die wirklich schon alles ausprobiert haben, aber bislang noch keinen Erfolg hatten.

Diese und die anderen Erfahrungsberichte können Orientierungshilfe sein und Denkanstöße für das eigene Leben geben. Denn Menschen, die ihre Ernährungsweise und ihren Lebensstil dauerhaft geändert haben, können rückblickend oft sehr gut erkennen, welche Gewohnheiten und oft unbewussten Verhaltensweisen zu den überflüssigen Kilos geführt hatten.

Erfahrungsgemäß dauert es einige Monate – vielleicht sogar Jahre – bis sich die neuen Ernährungsgewohnheiten etabliert haben. In dieser Zeit muss man gut auf sich aufpassen und diszipliniert sein, denn der Körper strebt nach seinem alten Gewicht. Danach sollte es viel leichter fallen, sein Gewicht zu halten, weil die neue Ernährungsweise und der neue Lebensstil einfach normal geworden sind.

Die offenen und authentischen Schilderungen in diesem Mutmachbuch zeigen, dass man für seine Ziele selbst aktiv werden muss. Sie enthalten außerdem zahlreiche alltagspraktische Tipps. Zwischendrin habe ich Fachwissen, eigene Erfahrungen, Weisheiten und zur Auflockerung auch witzige Sprüche einfließen lassen.

Ich berate Menschen in Lebenskrisen. Nachdem ich abgenommen hatte wurde ich oft von meinen Klienten auf die Gewichtsabnahme angesprochen. Von meinem Beispiel ermutigt, begannen einige von meinen Klienten selbst abzunehmen. Natürlich hat die Beratung geholfen, schwierige Phasen durchzustehen und nicht aufzugeben. Die Erfahrungen meiner Klienten wiederrum brachten mich auf die Idee, ein weiteres Mut machendes Buch, diesmal zum Thema Abnehmen, zu schreiben. (Zu anderen Themen hatte ich bereits drei Mutmachbücher geschrieben, siehe auch: www.sabine-haberkern.de)

Die Protagonisten in diesem Mutmachbuch haben unterschiedliche Methoden der Gewichtsreduktion für sich gefunden. Manche mit professioneller Unterstützung, manche ohne. Mit diesen authentischen Berichten möchte ich denjenigen Menschen Mut machen und Impulse setzen, die das Abnehmen noch vor sich haben.

Eine Ernährungsumstellung, die für alle gleich funktioniert, gibt es nicht. Die Menschen sind nun mal unterschiedlich. Wer sein Wunschgewicht hinterher auch halten will, muss eine Ernährungsweise finden, die für ihn stimmig ist. Nur dann kann es auf Dauer gelingen.

Früher mussten sich die Menschen in ihrem Alltag viel mehr bewegen und zwar bei einem meist deutlich geringeren Nahrungsangebot. Heute ist das Nahrungs- und Genussmittelangebot in unserer Wohlstandsgesellschaft enorm gestiegen. Viele Menschen haben eine sitzende Tätigkeit und bewegen sich zu wenig.

So verwundert es nicht, dass immer mehr Menschen Gewichtsprobleme haben. Für viele Menschen ist es normal geworden, zu essen, obwohl sie keinen Hunger haben. Beziehungsweise bei den Mahlzeiten immer weiter zu essen, obwohl sie längst satt sind.

Eine große Rolle spielt dabei das sogenannte Belohnungszentrum. Dieses wird vor allem von Essen, das viel Zucker und Fett enthält, angeregt. Das sorgt für ein wohliges Gefühl, das wir immer wieder haben möchten. So regulieren viele Menschen ihre Stimmung über das Essen.

Naschen ist für viele eine Gewohnheit, die oft unbewusst geschieht. Auch die Mengen, die man so wegisst, hat man sich im Laufe der Zeit angewöhnt. Die Getränke, die wir konsumieren, ebenso. Wer dauerhaft abnehmen möchte, muss lernen, diese schädlichen Verhaltensmuster aufzubrechen und seine Gewohnheiten in punkto Ess- und Bewegungsverhalten zum Guten und Gesünderen zu verändern.

Bei Menschen, die täglich große Mengen von Zucker konsumieren, kann es sein, dass sie einen regelrechten Zuckerentzug durchmachen müssen, wenn sie abnehmen möchten. Ähnlich wie beim Raucher, dem im Entzug das Nikotin fehlt, kann es zu gereizter Stimmung und nervöser Unruhe kommen, solange der Zuckerentzug dauert.

Beim erfolgreichen Abnehmen ist entscheidend was und wieviel man isst. Sport und Bewegung wirken unterstützend, ihr Einfluss wird allerdings oft überschätzt. Unbestreitbar ist geeignete Bewegung gut für die Gesundheit und es hebt die Laune. Bei vielen Menschen setzt Bewegung körpereigene

Glückshormone frei. Sie haben deshalb mit Sport und Bewegung eine deutlich bessere Lebensqualität und leben gesünder.

Mir hat es viel Freude gemacht, an diesem Mutmachbuch zu arbeiten, die spannenden Interviews zu führen, diese Erfolgsgeschichten aufzuschreiben und alles zu einem Buch zusammenzutragen. Ich hoffe, dass meine Leser durch diese Berichte ermutigt und motiviert werden, das Projekt Abzunehmen anzupacken und wünsche allen dauerhaften Erfolg dabei!

Im Frühjahr 2019
Sabine Haberkern

Maria, 43 Jahre

„Abnehmen kann jeder. Das Gewicht zu halten ist das Schwierige!"

Schon bei meiner Geburt war ich ein richtig schweres Baby, ich wog stramme fünf Kilo. Einen guten Appetit hatte ich von Anfang an, ich habe schon immer gerne und viel gegessen. Als Kind war ich zwar nicht wirklich dick gewesen, ich war aber etwas molliger als andere Kinder. Mit acht Jahren wurde ich auf eine Abnehmkur für Kinder geschickt, dort sollte ich abspecken. Das war quasi meine erste Diät, die ich im zarten Alter von acht Jahren aufgezwungen bekam. Ab diesem Zeitpunkt jagte eine Diät die nächste. Als Teenager und auch später als Erwachsene habe ich dauernd zu- und abgenommen, der Jo-Jo-Effekt war jedes Mal vorprogrammiert.

An Diäten und Abnehmprogrammen habe ich so ziemlich alles ausprobiert was es gibt. Auch mit Eiweißdrinks habe ich es versucht. Das hat zunächst alles funktioniert. Aber trotzdem bin ich jedes Mal gescheitert, denn das Abnehmen ist nicht das Problem.

Abgenommen habe ich schon -zigmal in meinem Leben! Aber bis zu meinem 38. Lebensjahr habe ich keinen Weg für mich gefunden, mein Gewicht anschließend auch nur halbwegs zu halten. Es war eher so, dass ich mit irgendeiner Diät dreißig Kilos abnahm und einige Monate danach vierzig Kilos wieder drauf hatte. Es wurde von Diät zu Diät schlimmer und ich wurde immer dicker und runder.

Wir haben drei Kinder im Alter von zwölf, sechs und fünf Jahren. Vor allem in zwei von meinen drei Schwangerschaften habe ich jeweils stark zugenommen. Zwischendurch nahm ich dann wieder ab, es war jahrelang ein einziges Hin und Her. Ich hatte fürchterliche Fressattacken, bei denen ich riesengroße Mengen aß. Egal ob herzhaft oder süß, ich verschlang Massen an Nahrung und Genussmitteln. Ganze Familienpackungen Eiscreme, sehr viele Süßigkeiten, Chips oder Pizza vertilgte ich oft heimlich.

Natürlich ging es mir nicht gut damit. Ich hatte dann fürchterliche Schuldgefühle und ein schlechtes Gewissen. Das führte dazu, dass ich noch mehr aß, um wenigstens während dem Essen ein gutes Gefühl zu erleben. Das hatte mit Genuss aber nichts zu tun. Vielmehr war es so,

dass ich damit die schlechten Gefühle zumindest für kurze Zeit wegdrücken konnte. Ich versteckte alles, tat nach außen so, als ob ich nichts gegessen hätte und mir nicht erklären könne, warum ich zunahm.

Aber in mir wusste ich natürlich, was Sache war und wieviel ich tatsächlich heimlich gegessen hatte. Auch wenn ich ehrlich gesagt vieles davon verdrängte. Das war wie eine Sucht und ein echter Teufelskreislauf. Das Frustessen befeuerte die Schuldgefühle. **Das schlechte Gewissen trieb mich dann dazu an, noch mehr zu essen. So nach dem Motto: jetzt hast du schon wieder gesündigt. Jetzt ist es auch egal, dann kannst du auch noch weiter sündigen.** So blieb es nicht bei einem Stück Kuchen, ich packte noch zwei, drei weitere Stücke Kuchen oben drauf! Das hatte schon auch etwas Selbstzerstörerisches.

Meinem Körper tat ich damit Furchtbares an. Und auch meine Seele litt, ich war sehr unglücklich. Mein Selbstwertgefühl sank immer weiter ab, ich fühlte mich sehr schlecht mit meinem Gewicht.

Nach der dritten Schwangerschaft vor fünf Jahren, wog ich mal wieder 140 Kilo. Meine Konfektionsgröße war 58, ich konnte nur noch offene Schuhe tragen, weil ich keine Schuhe mehr fand, in die meine Füße reinpassten. Mein Aussehen fand ich selbst schrecklich unattraktiv und natürlich fühlte ich mich in meiner Haut nicht wohl. Überall hatte ich Cellulitis und Schwangerschaftsstreifen. Auf den Fotos von damals sehe ich deutlich älter aus als heute, obwohl das ja schon einige Jahre her ist.

Gesundheitliche Probleme machten sich bemerkbar, obwohl ich noch relativ jung war. Zum Beispiel war mein Blutdruck viel zu hoch. Die Gelenke taten weh, häufig plagten mich Schmerzen in den Knien und im Rücken. Treppensteigen wurde zur Qual. Schon bei der kleinsten Anstrengung kam ich außer Puste. Es plagten mich Ängste, dass meine Leber und mein Herz-Kreislauf-System Schaden nehmen könnten und ich womöglich schon früh einen Herzinfarkt oder Schlaganfall bekommen würde. Und ich befürchtete – wie meine Mutter – Diabetes zu bekommen.

> Fachleute weisen immer wieder darauf hin, dass der Bauchumfang eine wichtige Rolle spielt: Krankmachend wirkt insbesondere das Bauchfett, denn es produziert entzündungsfördernde Hormone, die gewisse Erkrankungen begünstigen.
>
> Frauen sollten einen Bauchumfang von unter 80 cm haben, bei mehr als 88 cm ist das Herz-Kreislauf-Risiko deutlich erhöht. Für Männer gelten unter 94 cm Bauchumfang als gut. Über 103 cm werden als gefährlich eingestuft.

Große Sorgen machte ich mir, dass meine Kinder in der Schule und im Kindergarten gehänselt werden würden, weil sie so eine dicke Mama hatten. Womöglich würden sie sich für mich schämen und ihre Mutter wäre ihnen peinlich. Ich schämte mich ja für mich selbst und dass ich mein Essverhalten einfach nicht unter Kontrolle hatte.

Schrecklich litt ich unter den abfälligen Blicken der Leute, denen man als stark übergewichtiger Mensch tagtäglich ausgesetzt ist. Das ist entwürdigend und demütigend. Die Leute haben kein Mitgefühl mit stark Übergewichtigen, es wurde geglotzt, schlecht geredet und mit dem Finger auf mich gezeigt.

„Die Fette soll halt mal weniger essen!" steht manchen Leuten regelrecht auf der Stirn geschrieben. Welch ein Leid oft hinter schwerer Adipositas steckt, ist vielen Leuten nicht bewusst. Ich glaube, jeder Drogenabhängige erfährt mehr Verständnis und Mitgefühl in unserer Gesellschaft als adipöse Menschen.

Ich liebe meine Kinder. Der Gedanke, dass sie womöglich wegen meinem Gewicht leiden müssten war unerträglich für mich. **Nicht von der Hand zu weisen, waren die gesundheitlichen Probleme, die durch mein Übergewicht verursacht wurden. Es plagten mich Ängste, dass ich sehr früh sterben könnte und nicht mehr für meine Kinder da sein könnte, wenn ich nicht endlich mein Gewicht unter Kontrolle bekäme.**

All diese Überlegungen führten dazu, dass ich beschloss, abzunehmen und zwar dauerhaft. Mein Verantwortungsgefühl für meine Kinder war sicher

8   „Abnehmen kann jeder. Das Gewicht zu halten ist das Schwierige!"

der Hauptgrund, das Thema Abnehmen vor fünf Jahren mit einer anderen Einstellung anzupacken, als bei meinen ungezählten früheren Diäten.

Klar war, es musste etwas sein, das ich auf Dauer durchhalten konnte. Es sollte diesmal also nicht nur eine Diät sein, sondern eine Ernährungsumstellung, die ich auf Dauer beibehalten konnte. Ich begann mir Wissen über gesunde Ernährung anzueignen. Unter anderem besuchte ich eine Ernährungsberaterin. Die Kosten wurden übrigens von meiner Krankenkasse übernommen.

Im Fernsehen schaute ich viele Sendungen rund um das Thema gesundes Essen an. Auch mit Hilfe von Büchern und des Internets lerne ich eine Menge über Ernährung. Das half mir sehr, mein Essverhalten deutlich zu verbessern. **Wichtig war für mich vor allem, zu verstehen, wie der Stoffwechsel und der Blutzuckerspiegel funktionieren.**

Zunächst einmal hieß es abnehmen. Sechzig bis siebzig Kilos sollten runter. Bei Ernährungsberatungen wird einem ja oft empfohlen langsam abzunehmen, also ungefähr zwei Kilo pro Monat. In meinem Fall hätte das bedeutet, dass ich fast drei Jahre gebraucht hätte, um mein Wunschgewicht zu erreichen!

Mir war klar, dass das zu frustrierend für mich wäre. Da wäre meine Motivation zwischenzeitlich vielleicht zusammengebrochen. Ich glaube bei so schwerem Übergewicht, wie es bei mir der Fall war, ist es besser zunächst schnell und radikal abzunehmen, um die Motivation zu stärken. Man braucht meines Erachtens gerade am Anfang dringend Erfolgserlebnisse, um durchzuhalten.

Bei früheren Diäten waren mir oft fünf kleine Mahlzeiten am Tag empfohlen worden. Dass das nicht auf Dauer funktionierte wusste ich nun. Das brauchte ich also nicht nochmal auszuprobieren!

Ich war bereit, mich der Realität zu stellen. Das bedeutete, dass ich kalorienreduziert essen müsste, und zwar nicht nur für die Dauer einer Diät sondern auch später, nach Erreichen meines Wunschgewicht.

Das heimliche Essen gab ich komplett auf.

Ich aß täglich nur zwei bis drei Mahlzeiten. Es gab nichts zwischendurch zu essen.

Dabei nahm ich circa 1400 Kalorien täglich zu mir. **Fertiggerichte und Fastfood ließ ich komplett weg. Ebenso Süßigkeiten oder zuckerhaltige Getränke.** Alles wurde abgewogen und abgemessen. Am Anfang benutzte ich eine App, um meinen Kalorienverbrauch zu berechnen. Später war die App nicht mehr nötig, ich lernte mit der Zeit, wieviel Kalorien die Lebensmittel tatsächlich haben.

Auf meinen Bauch konnte ich mich in Bezug auf Hunger oder Sättigungsgefühl nicht verlassen. Der wollte einfach immer nur essen und naschen. So hielt ich mich konsequent an meine Vorgaben, die ich mir selbst gesetzt hatte. Und das funktionierte. Die Pfunde purzelten.

Zwei bis dreimal wöchentlich bin ich während der Abnehmphase auf die Waage gegangen. In den ersten sechs Monaten waren die Ergebnisse bombastisch. Danach ging es dann viel langsamer, dazu später mehr. Mein Verhältnis zur Waage ist zwiespältig. Einerseits spornen einen die Resultate an, solange die Pfunde purzeln. Andererseits kann es aber auch sehr demoralisierend sein, wenn der Blick auf die Waage nicht die gewünschten Ergebnisse zeigen. Das passiert oft, manchmal sind das einfach Wassereinlagerungen, die am nächsten Tag schon wieder weg sind. Einen großen Einfluss hat hierbei auch der weibliche Zyklus.

Die Kontrolle durch die Waage ist aber trotzdem wichtig. In Phasen, in denen ich nicht auf die Waage bin, habe ich meist zugenommen. Ich hatte dann regelrecht Angst mich zu wiegen. Also besser ist es, man stellt sich den Tatsachen. Aber man sollte es nicht übertreiben, sonst macht man sich bloß verrückt.

Nach wie vor bin ich eine leidenschaftliche Esserin, sonst hätte ich ja das Problem nicht. Da ich große Mengen Essen gewöhnt war, aß ich zunächst auch große Mengen, aber halt das Richtige und kalorienarm, nämlich Gemüse und Salat. Das kann man ruhig in großen Mengen essen, sie sind sozusagen „neutral".

So habe ich zum Beispiel oft ein ganzes Kilo Blumenkohl oder 10 Karotten gegessen. Das schadet nicht und füllt den Magen, der ja gedehnt ist und an große Mengen gewöhnt ist. Später, nach einigen Monaten, wurden dann auch die Portionen von Gemüse und Salat kleiner. Am Anfang brauchte ich aber die Masse.

Für mich war es wichtig, mich mit Lebensmitteln auseinanderzusetzten, auch um zu verstehen, welche ich in großen Mengen essen kann. Das sind fast alle Gemüsesorten und Salate. Zum Beispiel Champignons, Gurken, Fenchel, Paprika, Zucchini, Kohlrabi, Tomaten, Blumenkohl, Brokkoli, Karotten, Radieschen, Spargel oder alle Kohlarten und vieles mehr. Und natürlich alle Blattsalate, Chicorée und so weiter. Davon darf man auch beim Abnehmen sehr viel essen.

Beim Salat ist die Salatsoße das Entscheidende, ein Teelöffel hochwertiges Öl pro Person reicht hier aus. Ich plädiere dringend dafür selbst zu kochen, dann weiß man, was drin ist. Auf keinen Fall sollten fertige Salatdressings verwendet werden, diese haben oft viele Kalorien und enthalten ungesunde Zusatzstoffe.

Hülsenfrüchte wie zum Beispiel Linsen zählen nicht zu den neutralen Lebensmitteln. Sie sind sehr gesund und machen auch lange satt. Man muss aber wissen, dass man sie nicht zusätzlich wie viele andere Gemüsesorten essen darf. Man muss sie also bei der Kalorienbilanz des Tages mit einplanen.

Mittlerweile verstehe ich, dass der Magen-Darm-Trakt zwischen der Nahrungsaufnahme mehrere Stunden Ruhe braucht, damit der Stoffwechsel gut arbeitet.

Das heißt, zwischen meinen Mahlzeiten liegen mehrere Stunden, zwischendurch esse ich rein gar nichts. Alle meine Getränke sind kalorienfrei. Das gilt auch für Kaffee, den ich nun ohne Milch und Zucker trinke. Es gibt auch kein Stück Obst zwischendurch. Denn auch das lässt den Insulinspiegel ansteigen und verhindert, dass der Stoffwechsel in die Fettverbrennung kommt.

Obst esse ich nur noch wenig und nie extra, sondern im Rahmen einer Mahlzeit oder direkt danach als Nachtisch. Das erspart meinem Körper einen erneuten Blutzuckeranstieg. Säfte und zuckerhaltige Getränke habe ich gänzlich von meinem Speiseplan gestrichen.

Wahrscheinlich hat jeder beim Abnehmen so seine Eigenheiten. Eine meiner Eigenheiten heißt Cola zero. Auch wenn Ernährungsberater die Hände über dem Kopf zusammenschlagen werden, wenn sie dies lesen sollten: mir hat es gerade am Anfang der Gewichtsreduzierung geholfen, Cola zero zu trinken. Mittlerweile trinke ich das nur noch selten. Aber damals war es hilfreich für mich. Ich habe mir das Getränk immer mit Eiswürfeln und Zitrone aufgehübscht und es als Genuss erlebt. Denn die ersten Monate waren natürlich sehr von Verzicht geprägt. Anders geht es nun mal nicht! Ein weiteres Getränk, das ich bevorzugt in der Abnehmphase getrunken habe, ist Brennnesseltee. Dieser Tee entwässert auch, dadurch hat man schnell einen Erfolg auf der Waage. Und das hilft einfach durchzuhalten. Und natürlich trank ich sehr viel Wasser, das mache ich auch heute noch so.

Von Ärzten und Ernährungsberatern wird die Gewichtsreduktion meist sehr beschönigt und so leicht dargestellt. Wenn ein Mensch weit über sechzig Kilo abnimmt ist das nicht easy! Das ist knallharter Verzicht und das zu bagatellisieren hilft niemand. Ich finde, man muss die Realität klar benennen. Und anerkennen, was für eine ungeheure Leistung der übergewichtige Mensch erbringt.

Was hilft ist, dass der Abnehmwillige sich mit den Tatsachen abfindet und sich entscheidet, diese Ernährungsumstellung durchzuziehen und vor allem dabei zu bleiben. Wer dauerhaft schlanker sein will, darf nicht zurückkehren zu seinen alten Essgewohnheiten. Das ist eine Entscheidung, die gefällt werden muss. Ähnlich wie der Alkoholabhängige sich für die Alkoholabstinenz entscheiden muss, wenn er gesund werden will. So muss der stark übergewichtige Mensch sich für eine gesunde Ernährungsweise entscheiden, die er auch nach der Abnehmphase aufrechterhält.

Natürlich war und ist es für mich auch notwendig mich zu bewegen. Das war gar nicht so einfach mit 140 Kilo! Ich meldete mich im Fitnessstudio an und ging jeden Abend auf das Laufband. Laufen konnte ich damals natürlich nicht, aber langsam gehen war möglich. Und das habe ich konsequent jeden Abend gemacht. Jeden Abend nach 21 Uhr, wenn die Kinder im Bett waren, ging ich eine Stunde auf dem Laufband im Fitnessstudio. Das habe ich ein Jahr lang durchgezogen.

Danach habe ich mir einen Crosstrainer für zu Hause angeschafft und gehe bis zum heutigen Tag meist drei Mal die Woche für eine Stunde drauf. Öfter mache ich auch kurze Einheiten von circa zehn Minuten zwischendurch. **Innerhalb eines knappen Jahres hatte ich 2014/2015 fast siebzig Kilo abgenommen.** Ich hatte mich quasi halbiert und wog nur noch 73 Kilo. Allerdings konnte ich das nicht halten, das Gewicht stieg wieder an. Mein

Körper musste sich erst umstellen und sich der neuen Situation anpassen, so hatte ich zeitweise mit heftigen Gewichtsschwankungen zu tun. Bis zu fünfzehn Kilo mehr hatte ich zwischendurch. Doch ich bin drangeblieben und habe nicht aufgegeben. Aktuell zum Zeitpunkt des Interviews für dieses Buch wiege ich 75 Kilo.

Jeder, der sehr viel abnehmen möchte, sollte wissen, dass es zu schwierigen Phasen kommen kann. Oft gibt es Stillstand, der Körper will nicht noch mehr von seiner gespeicherten Energie abgeben. Er weigert sich, obwohl man konsequent vernünftig isst. Das ist zum Verzweifeln! Dann trotzdem dran zu bleiben und beharrlich weiter zu machen, obwohl die Waage partout nicht weiter runter gehen will, braucht sehr viel Geduld und Durchhaltevermögen. Es braucht auch eine klare Entscheidung und ein Ziel, dass man bereit ist, das alles auf sich zu nehmen.

Ich halte es für richtig bei Menschen, die schwere Adipositas haben, am Anfang der Abnehmphase richtig Gas zu geben. Da müssen die Pfunde schnell purzeln, sonst wird das Abnehmen häufig schon in den ersten Wochen abgebrochen.

Nach den ersten tollen Monaten, in denen die Pfunde schnell runtergehen, muss man sich leider auf die schwierigen Phasen einstellen. Hier muss man einen langen Atem haben und vielleicht noch mal einen Gang runterschalten. Der Körper hat sich nun an die deutlich kleineren Essensportionen und an den neuen Rhythmus gewöhnt. Die Erfolgserlebnisse auf der Waage bleiben nun aus. Dennoch muss man durchhalten und dranbleiben. Aufgeben ist hier keine Option!

> Wenn du aufgeben willst, denke daran, warum du angefangen hast!

Heute wiege ich 75 Kilo. Gerne hätte ich noch ein paar Kilos weniger. Doch es ist nun viel schwieriger geworden noch weiter abzunehmen. Vor einigen Wochen habe ich eine weitere Etappe zum Abnehmen eingeleitet. Es standen die Weihnachtsfeiertage und zahlreiche Familienbesuche bei meiner italienischen Verwandtschaft bevor. Traditionell wird dann viel und sehr gut

„Abnehmen kann jeder. Das Gewicht zu halten ist das Schwierige!"

gegessen. Ich hatte Befürchtungen, dass ich erneut zunehmen würde, wollte mich aber auch nicht ganz von all den Einladungen fernhalten. Meine Lösung war, ungefähr jeden zweiten Tag das Abendessen ausfallen zu lassen. Man nennt das wohl Dinner Cancelling oder Abendfasten. Dass es dafür sogar einen Namen gibt, wusste ich bis vor kurzem gar nicht. Jedenfalls habe ich das intuitiv so gehandhabt. Es erschien mir einfach logisch, dass ich **einen Ausgleich schaffen musste** zwischen dem reichlichen und köstlichen Essen bei den ganzen Einladungen.

Das hat funktioniert! Auf diese Weise konnte ich mein Gewicht während unseres Italienurlaubs halten. **Obwohl ich bei den Einladungen durchaus gut gegessen habe. Es ist mir aber durch das Dinner Cancelling jeden zweiten Abend gelungen, dass unter dem Strich die Kalorienbilanz wieder gestimmt hat.**

Tatsächlich stellte ich fest, dass es oft leichter für mich ist, gar nichts zu essen, als wenig zu essen. Wenn ich erst mal angefangen habe zu essen kommen die Gelüste umso heftiger, selbst wenn ich nur einen Apfel gegessen habe. Es wird dann viel schwerer für mich ein gesundes Maß zu finden. Da kommt bei mir irgendwas in Gang, das schwer zu bändigen ist.

Dieses Dinner Cancelling jeden zweiten Abend werde ich nun erstmal weitermachen. Ich hoffe, dass es mir gelingt, auf diese Weise noch ein paar Kilos runterzubekommen. Das heißt, ich esse an einem Tag ganz normal meine vernünftigen drei Mahlzeiten. Am Tag darauf esse ich nur ein Frühstück und ein Mittagessen. Mein Körper bekommt dann vom Mittagessen bis zum Frühstück am nächsten Tag keine Kalorien zugeführt und holt sich die Energie von den eigenen Fettreserven.

Wenn ich an zwei Mahlzeiten ganz gut und vernünftig gegessen habe, fällt es mir nicht allzu schwer, auf das Abendessen zu verzichten. Dann bin ich durchaus zufrieden. Ich trinke dann den Rest des Nachmittags und des Abends viel Wasser, schwarzen Kaffee ohne Zucker und ungesüßte Tees.

Zum Thema Essenseinladungen muss ich sagen, dass es für mich während der Zeit des Abnehmens viel leichter war, keine Einladungen anzunehmen. Zu schwer war es für mich damals, dabei zu sitzen während alle geschlemmt haben. Denn ich wollte ja abnehmen und nichts oder nur wenig essen. Das ist echt eine Herausforderung gewesen. Besser war es für mich in dieser Zeit Essenseinladungen ganz zu vermeiden.

„Abnehmen kann jeder. Das Gewicht zu halten ist das Schwierige!"

Im Laufe der Jahre habe ich nun immer mehr über gesunde Nahrung gelernt. Am Anfang der Abnehmphase wusste ich vieles noch nicht. **Ich habe in etwa das Gleiche gegessen wie vorher, aber deutlich weniger, so dass ich ungefähr auf 1400 Kalorien täglich kam.**
Eine gesunde Ernährung habe ich mir erst über Jahre hinweg angeeignet, denn das war ein Lernprozess.
Wissen über gesunde Ernährung und wie der Stoffwechsel arbeitet ist dringend nötig, wenn man dauerhaft abnehmen will. Egal, ob man sich dieses Wissen über Ernährungsberatung, Fernsehen, Bücher oder das Internet aneignet! Es gibt hilfreiche Apps, die beim Kalorienzählen sinnvoll sind. Eine Küchenwaage zum Abwiegen der Lebensmittel ist ebenfalls unumgänglich.

Selbstverständlich muss man sich angewöhnen, weniger einzukaufen. Manche Dinge, die man nicht mehr essen soll, wenn man abnehmen will, kauft man am besten gar nicht mehr ein.

Neid und Missgunst ist übrigens auch ein Thema, das plötzlich in meinem Leben eine Rolle spielt. Früher war ich fast überall die Dickste. Die etwas weniger Dicken konnten sich besser fühlen, wenn sie mit mir zusammen waren. So nach dem Motto: „So dick wie die bin ich ja nicht!"

Ich habe drei gesunde Kinder und einen guten Mann, wir haben ein schönes Haus. Beruflich habe ich eine ideale Arbeit für mich gefunden. Mein Mann ist selbstständig, ich verwalte sein Geschäft und übernehme auch Verwaltungsarbeiten für andere Unternehmen. Mein Büro ist bei uns im Haus, so bekomme ich meine Arbeit gut mit der Versorgung unserer Kinder und des Haushalts unter einen Hut.

Und jetzt habe ich auch noch eine attraktive Figur. Für manch eine Frau in meinem beruflichen und privaten Umfeld ist das nun doch zu viel des Guten. Ich spüre den Neid und die missgünstigen Gedanken der Frauen. Übrigens nicht der Männer. Da ernte ich schöne Blicke, die ich früher nie erleben durfte.

Neid ist eine Form der Anerkennung,
die man sich erarbeiten muss.

Echte Freunde und meine Familie sind natürlich froh, dass ich abgenommen habe. Da erhalte ich viel Anerkennung und werde regelrecht bejubelt. So trennt sich die Spreu vom Weizen, man lernt die Menschen nochmal neu kennen. Wer meint es wirklich gut mit einem und wem wäre es lieber gewesen, ich wäre dick geblieben? Nur, um selbst besser da-zu-stehen! Es ist nicht immer einfach, diese Missgunst auszuhalten. Ich werde diesen Leuten keine Angriffsfläche mehr bieten. Schon gar nicht, indem ich wieder zunehme.

Jemand, der mir wirklich wohlgesonnen ist, kann mir nicht wünschen, dass ich wieder dick wäre und meine Gesundheit ruiniere, wahrscheinlich früh fürchterliche Krankheiten bekomme, keine hohe Lebenserwartung habe und so weiter.

Natürlich werde ich auch mal schwach und esse doch mehr, als ich sollte. Doch das wird immer weniger. Es ist für mich normal geworden, kleinere Mengen oder viele Stunden gar nichts zu essen. Mein Körper hat sich in den letzten Jahren daran gewöhnt.

Wenn ich dennoch mal schwach werde, verzeihe ich mir das sofort. Wenn ich Schuldgefühle zulasse, treibt mich das in ein schlechtes Gefühl und das ist nicht hilfreich. Besser ist es, danach einfach in meinem Ernährungsplan weiterzumachen.

Es ist nicht so, dass ich immer einen realen Essensplan habe. Aber meine Erfahrungswerte was und wieviel ich essen kann, ohne zuzunehmen sind vorhanden und danach richte ich mich.

Ab und zu gönne ich mir auch bewusst etwas. Ganz oft ist das zum Beispiel ein Eis direkt nach dem Mittagessen. Täglich esse ich zehn Gramm Walnüsse. Das sind ungefähr drei Walnusshälften. Diese sind sehr gesund und ich esse sie sehr gerne.

Zu meiner adipösen Zeit hatte ich mir in meiner Verzweiflung auch überlegt, ob ich mir den Magen verkleinern lassen soll, um meine Adipositas in den Griff zu bekommen. Die Krankenkasse hat das abgelehnt. Heute bin ich froh darüber.

Eigentlich wusste ich damals schon, dass die Operation nicht die Lösung ist. Diese radikale Möglichkeit mag für manche Menschen der richtige Weg sein. Ich bin aber froh, dass mir diese Operation mit all ihren Risiken und lebenslangen massiven Beeinträchtigungen erspart geblieben ist. Mir war auch immer klar, dass Schlankheitspillen, Säfte, Eiweißdrinks und so weiter keine Lösung sind.

Manche adipösen Menschen behaupten ja, sie würden sich mit ihrem extremen Übergewicht wohl fühlen. Ich glaube ihnen das nicht. Ich weiß, dass es eine Schutzbehauptung ist, die ich selbst auch oft benutzt habe. Der angeblich lebenslustige Dicke leidet fürchterlich! Unter den Gelenkschmerzen, den Rückenschmerzen, den Folgeerkrankungen des Übergewichts mit den damit verbundenen Ängsten, den abwertenden Blicken der anderen, den Einschränkungen bei allen Bewegungen, dem eigenen Aussehen, den Schuldgefühlen, der eigenen unkontrollierbaren Gier...

Dicke wissen genau, wieviel sie gegessen haben, dass es so weit gekommen ist. Egal, was sie erzählen. Sie haben ein permanent schlechtes Gewissen rund um das Thema Essen.

Echter Genuss beim Essen ist ihnen kaum noch möglich. Jeder Bissen ist mit Selbstvorwürfen und Schamgefühlen belastet.

Die meisten schwer Übergewichtigen sind voller Selbstanklagen und Minderwertigkeitsgefühlen. Und sie machen sich selbst innerlich runter und verurteilen sich für ihr Essverhalten. Auch wenn man sich selbst lange etwas vormachen kann, ab einem gewissen Punkt ist das vorbei.

Mit der knallharten Realität ist man dann täglich konfrontiert, die Adipositas lässt sich irgendwann nicht mehr bagatellisieren! Es lässt sich nicht mehr verharmlosen, dass man enorme gesundheitliche Probleme bekommen wird oder bereits hat. Dass die Lebenserwartung mit jedem Kilo, das man mit sich herumschleppt, sinkt. Dass man kaum noch in der Lage ist, sich zu bücken oder Treppen zu steigen – geschweige denn ein paar Kilometer zu Fuß zurückzulegen.

Dinge, die für Normalgewichtige überhaupt kein Problem darstellen, werden für Dicke eine fast unüberwindbare Herausforderung. Manche Dinge mit den Kindern waren für mich unmöglich geworden. Zum Beispiel war ich nicht mehr schnell und beweglich genug, um sie vor den Gefahren auf dem Spielplatz zu beschützen. Ich konnte nicht mehr mit ihnen klettern, springen, laufen oder schwimmen.

Übergewicht und meine Schmerzen machten mich sehr unbeweglich. Als Mutter von drei kleinen Kindern muss man aber auf Zack sein, man muss mal rennen können, damit das Kleinkind nicht in ein Auto läuft oder von der Rutsche fällt und so weiter.

Ehrlich gesagt war mir das ganze Ausmaß meiner Passivität und den Einschränkungen in meiner dicken Zeit nicht wirklich klar. Aus heutiger Sicht kann ich sagen, dass der Unterschied in punkto Beweglichkeit und Aktivität riesig ist. Es sind zwei Welten!

Die Gewichtsabnahme hatte für mich nur Vorteile. Mein Selbstbewusstsein ist viel besser geworden. Natürlich fühle ich mich hübscher und insgesamt viel wohler in meiner Haut. Definitiv bin ich attraktiver geworden und ich sehe sogar viel jünger aus als vor zehn Jahren. Die Anerkennung, die ich für die Gewichtsabnahme bekomme tut natürlich auch sehr gut.

Froh bin ich auch, dass nun die Vorurteile und die abwertenden Blicke der Leute vorbei sind. Früher bin ich automatisch in eine asoziale Ecke gestellt worden. Oft waren die Menschen überrascht, wenn sie hörten, dass ich berufstätig war. Schnell war ich abgestempelt so nach dem Motto: „Dicke sind doch sowieso arbeitslos, sitzen den ganzen Tag daheim rum und essen nur".

Ich bin nun auch wieder ein gutes Vorbild für meine Kinder. Denn natürlich war es nicht überzeugend, wenn ich meinen Kindern sagte, sie sollten etwas Gesundes essen statt Süßigkeiten. Da war ich damals nicht glaubwürdig gewesen. Dasselbe gilt für Sport und Bewegung. Unterm Strich kann ich wirklich sagen:

ALLES IST BESSER GEWORDEN!

Übrigens ließ ich mir 2015 die Fettschürze am Bauch wegoperieren. Auch diese Operation birgt große Gefahren. Doch glücklicherweise ist alles gut gegangen. Die Hautlappen an Schenkel und Po sind noch da, diese werde ich sicher auch noch irgendwann operieren lassen. Die Hautlappen stören mich sehr und sehen schlimm aus.

Allen, die noch keine so schwere Adipositas entwickelt haben, wie ich es hatte, rate ich dringend, die Gewichtszunahme VORHER zu stoppen! Man erspart sich so vieles, wenn man rechtzeitig die Notbremse zieht und einen geeigneten Weg für sich findet.

18   „Abnehmen kann jeder. Das Gewicht zu halten ist das Schwierige!"

> Essen kann gesund oder krank machen.
> Wir haben die Wahl!

Meine Tipps sind zusammenfassend für alle, die abnehmen wollen: **Reduzieren Sie die Nahrungsaufnahme auf zwei bis drei Mahlzeiten täglich. Essen Sie nicht zwischen den Mahlzeiten.**
Lassen Sie alle Snacks oder Naschereien weg. Streichen Sie Säfte und zuckerhaltige Limonaden, Eistees und so weiter von Ihrem Speiseplan. Kaufen Sie weniger ein. Genießen Sie den Kaffee ohne Milch und Zucker. Trinken Sie viel Wasser und ungesüßten Tee.

Lassen Sie öfter eine Mahlzeit ausfallen, am besten abends. Beschäftigen Sie Ihren Körper nicht ständig mit Verdauen! Gönnen Sie ihm Essenspausen, das braucht der Stoffwechsel, um quasi einen „Hausputz" zu machen. Mediziner sagen, dass das hilft, die Gesundheit zu erhalten und zahlreiche Krankheiten zu heilen.

Essen Sie höchstens ein bis zwei Portionen Obst täglich und zwar während einer Mahlzeit oder direkt danach. Wenn es nicht ohne Naschen geht, dann tun Sie es ebenfalls direkt nach einer Mahlzeit. Gönnen Sie sich ab und zu etwas und genießen Sie dies ohne schlechtes Gewissen.

Informieren Sie sich unbedingt über gesunde Ernährung. Machen Sie eine Ernährungsberatung, häufig bezahlt das die Krankenkasse. Lesen Sie fachkundige und Mut machende Bücher und schauen Sie Fernsehsendungen, die sich mit dem Thema auseinandersetzen. Vergessen Sie Wunderpillen und Ähnliches.

Kochen Sie selbst. Verzichten Sie auf Fertigprodukte und Fastfood. Diese enthalten oft viel Zucker und ungesunde Zusatzstoffe. Selbstgekochtes hat meist deutlich weniger Kalorien. Essen Sie möglichst naturbelassene Lebensmittel.

Halten Sie lange Essenspausen aus in dem Wissen, dass dadurch der Stoffwechsel gut in die Fettverbrennung kommt und Sie so abnehmen!

> Essen Sie weniger und bewusster
> und bewegen Sie sich mehr!

Es geht nicht ohne Verzicht und Willensstärke, da darf man sich nichts vormachen. Man muss es wirklich wollen, damit man durchhält. Es gibt viele Wege zum Wunschgewicht. Aber für alle brauchen wir eine starke Motivation, um standhaft zu bleiben. Wir müssen gnadenlos ehrlich mit uns sein. Der erste Schritt ist oft der schwerste. Ich behaupte wirklich nicht, dass es einfach ist, aber es geht und es lohnt sich!

Thorsten, 40 Jahre

„Dieses Punktesystem ist für mich ein gutes Werkzeug mein Essverhalten zu kontrollieren"

Heftig übergewichtig war ich ungefähr vier Jahre lang. Bei einer Körpergröße von 1,70 m wog ich damals satte 96 Kilo. Als ich dann meine Frau kennenlernte, wollte ich abnehmen. Das schaffte ich auch. Anlässlich unserer Hochzeit machte ich monatelang so eine Art FdH, aß also nur noch die Hälfte. Es funktionierte zwar, kostete mich aber viel Verzicht. Ich habe das als sehr streng und einschränkend in Erinnerung. Es hat auch nicht lange gehalten.

Mit meinem Gewicht ging es wieder rauf – und mit meinem Selbstwertgefühl runter. Gewicht und Selbstwertgefühl hingen bei mir schon immer zusammen. Ich habe danach verschiedene Diäten ausprobiert. Es ging gewichtstechnisch ständig rauf und runter. Dauerhaft funktioniert hat alles nicht. Der Jo-Jo-Effekt ließ jedes Mal grüßen.

2015 hatte ich mich wieder mal auf 86 Kilo hochgefuttert. Da beschloss ich, es nochmal mit einem kostenpflichtigen Ernährungsprogramm, das mit einem Punktesystem arbeitete, zu probieren. Ich hatte diese „Mutter aller Diäten" schon vor einigen Jahren ausprobiert. Auch das hatte damals funktioniert – solange ich mich daran gehalten hatte. Doch ich war wieder nachlässig geworden und hatte viel zu oft maßlos gegessen. Entsprechend schleppte ich erneut viele überflüssige Kilos durch die Gegend.

Das Konzept dieses Ernährungsprogramms zur Gewichtsreduktion ist eine Diät mit energiereduzierter Mischkost. Das Konzept besteht darin, jedem Lebensmittel einen sogenannten Punktwert zuzuweisen. Dem Abnahmewilligen steht täglich eine festgelegte Punktmenge zur Verfügung, die vom Geschlecht, Alter, Körpergröße, Gewicht usw. abhängt. Es ist möglich, an Gruppentreffen teilzunehmen, was viele Teilnehmer wohl sehr zum Durchhalten motiviert.

Es gibt auch die Möglichkeit, das Ganze über eine App auf dem Handy oder am PC durchzuführen. Diese Methode passt sehr gut zu mir. Für eine monatliche Gebühr half mir diese App mein Punktebudget nicht zu überschreiten. Ich machte zunächst einen kostenlosen Probemonat mit und kaufte dann das Angebot für weitere sechs Monate. **Ich dokumentiere durch die App alles, was ich esse und das Programm berechnet automatisch die Punkte. Und natürlich auch, wieviel Punkte ich dann noch übrig habe, für den Rest des Tages.**

Wieviel Punkte man zur Verfügung hat, hängt auch davon ab, wie schnell man abnehmen möchte und ob man sich viel oder wenig bewegt. Das legt man selbst am Beginn des Ernährungsprogramms fest. Man kann das nach Bedarf auch wieder ändern. Zum Beispiel, wenn man sein Zielgewicht erreicht hat und sein Gewicht nur noch halten will. In meinem Fall hatte ich in den sechs Monaten täglich 21 Punkte zur Verfügung. Ich hätte die Punktzahl auch höher einstufen lassen können, dann hätte ich halt langsamer abgenommen. Das bleibt jedem selbst überlassen.

Es lohnt sich, mit Zucker geizig zu sein, da der hohe Zuckerkonsum eine der wichtigsten Ursachen für Diabetes ist – und mitverantwortlich für viele Zivilisationskrankheiten. Wer bei Zucker und Süßstoffen bedenkenlos zugreift, gewöhnt seine Geschmacksnerven an viel ungesunde „Süße". Diesen Gewöhnungseffekt kann man zum Glück rückgängig machen, indem man mehr naturbelassene Lebensmittel isst. In Getränken hat Zucker gar nichts zu suchen (vgl. Die ErnährungsDocs 2016, S. 27).

Durch das Dokumentieren in der App wurde mir viel bewusster, wieviel ich so nebenbei und völlig überflüssigerweise aß und was ich auch an flüssigen Kalorien zu mir nahm. Eine Tiefkühlpizza hat zum Beispiel schon mal 20 Punkte! Wenn ich die essen würde, dürfte ich also, um abzunehmen, den ganzen restlichen Tag nichts mehr essen! Das heißt: ich esse natürlich etwas anderes, wenn ich es ernst meine mit dem Abnehmen.

Automatisch werden bei diesem Ernährungsprogramm auch die Portionen kleiner. Man muss natürlich, um korrekt zu dokumentieren, alles was man isst und trinkt, abwiegen und abmessen. Das ist am Anfang ziemlich aufwändig. Im Laufe der Zeit hat man dann Erfahrungswerte und es wird leichter. Wer beim Abwiegen und Dokumentieren schummelt, bescheißt sich nur selbst. Kann man machen, nützt nur nichts um tatsächlich abzunehmen. ALLES, was Punkte hat, wird dokumentiert. Eine kleine Cola mit 0,25 Liter hat übrigens 7 Punkte. Ein Weizenbier á 0,5 Liter hat auch 7 Punkte, selbst die alkoholfreie Variante hat 4 Punkte. Ich kann mir also überlegen, ob ich wirklich einen Viertelliter Cola trinke, und dann entsprechend mit nur noch 14 Punkten an diesem Tag auskommen möchte, um trotz Cola abzunehmen.

Man überlegt mit diesem Ernährungsprogramm einfach viel besser, was man isst und trinkt. Ob ich Pommes oder Pellkartoffeln auswähle macht einen Unterschied, wieviel Punkte ich für den restlichen Tag noch übrig habe, um mein Punktebudget nicht zu überschreiten.

Wer wirklich abnehmen will, hält sich an das Programm. Denn nur so funktioniert es. Mir hat das Punktesystem eine gute Orientierungshilfe gegeben. So habe ich wieder Kontrolle über mein manchmal maßloses Essverhalten bekommen. Ich brauche keinen Döner mehr, denn das räumt mir mein Punktekonto fast leer. Eine Bratwurst hat 8 Punkte, ein Rotbarschfilet ohne Panade dagegen nur 3 Punkte. Und so weiter ... So kann ich mir also eine Mahlzeit zusammenstellen und lerne mit meinen Punkten hauszuhalten. Ich lerne und weiß mit der Zeit, wie ich auch mit wenigen Kalorien satt werden kann.

Neben der ganzen Punktezählerei lernte ich viel über Nahrung. Eine gesunde, vernünftige und sättigende Hauptmahlzeit hat oft weniger Punkte, als so mancher Snack zwischendurch!

Alkohol ist eine böse Falle, das mein Punktebudget so heftig strapaziert, dass ich meistens darauf verzichte. Schwarzer Kaffee hat 0 Punkte. Ich stehe allerdings auf Milchkaffee, der hat 1 Punkt. Allein durch meine Milchkaffees sind also schon mal einige Punkte am Tag weg.

Gemüse hat 0 Punkte und auch sehr viele Obstsorten haben 0 Punkte. Auch manche Joghurts und Quarks haben 0 Punkte, man muss nur wissen welche. Das bedeutet, diese Dinge kann ich essen ohne dass mein Punktekonto deshalb belastet wird. Ich war übrigens auch während der gesamten Reduktionsphase immer satt. Die 21 Punkte haben mir also gut gereicht, um satt zu werden.

> „Ich muss echt mal abnehmen."
> „Dann lass die Kekse weg."
> „Ach, SOOO dringend ist es nicht."
> (Pinterrest.de)

Süßigkeiten kaufe ich für mich nur noch selten. Wir haben zwei Söhne im Alter von 14 und 11 Jahren, denen wir natürlich ab und zu Süßigkeiten kaufen. Aber nicht packungsweise auf Vorrat! Sondern immer nur so viel, wie meine Frau und ich für vertretbar halten. An die Süßigkeiten für die Kinder gehe ich nicht dran. Manchmal kauft meine Frau Dominosteine oder so Zeug, da kann ich dann schon rückfällig werden. Meist gleiche ich das über Bewegung wieder aus. Wenn es bei mir nicht ums Abnehmen geht, sondern nur darum, mein Gewicht zu halten, ist so was schon auch mal drin.

Apropos Bewegung: für mich ist das ganz wichtig. Ich laufe täglich ungefähr 10 000 Schritte. Ich habe mir einen Fitnesstracker gekauft. Eine Art Sportuhr, die mir unter anderem dabei hilft, diese Schritte tatsächlich zu laufen. Ich habe mir beispielsweise angewöhnt, mein Auto eine Viertelstunde vom Arbeitsplatz entfernt zu parken. So laufe ich schon mal beim Arbeitsbeginn und Feierabend eine Viertelstunde. Meine Kollegen erklären mich deshalb manchmal für verrückt. Aber mir hilft das nicht nur meine Fitness zu verbessern, es hilft mir auch abzuschalten und alles, was die Arbeit betrifft, hinter mir zu lassen. Wenn ich nach Feierabend beim Auto ankomme, bin ich ganz relaxt und frei von jedem Arbeitsstress.

Ärzte empfehlen derzeit täglich 10 000 Schritte zu gehen. Das entspricht in etwa sechs bis acht Kilometer. Dabei verbraucht man ungefähr 500 Kalorien.

Alltagsbewegungen wie Treppen laufen, alles was möglich ist, zu Fuß laufen statt das Auto zu nehmen und so weiter sind für mich selbstverständlich. Manchmal kommt es vor, dass ich abends zu meiner Frau sage: mir fehlen laut Fitnesstracker noch 2000 Schritte, lass uns noch eine Runde spazieren gehen. Meist kommt sie dann mit und wir gehen gemeinsam eine Runde um den Block. Das tut uns beiden gut. Auch für das Mountainbike konnte ich meine Frau mittlerweile begeistern. Da sind wir regelmäßig gemeinsam unterwegs.

Für mich ist es im Sommerhalbjahr viel leichter vernünftig zu essen und diszipliniert zu sein. So fällt es mir im Sommer meist leicht, mein Gewicht zu halten, hier hilft natürlich auch viel Bewegung. **Im Winterhalbjahr ist es schwieriger für mich. Da bewege ich mich auch weniger. So um Weihnachten rum, geht mein Gewicht meist nach oben.** Da habe ich fast jedes Jahr Gewichtsschwankungen von ungefähr 5 Kilo. Alle Jahre wieder sozusagen. Im Frühjahr – auch alle Jahre wieder – sorge ich dafür, dass diese Kilos wieder runter kommen. Manchmal aktiviere ich dann von neuem die App für das kostenpflichtige Punktesystem. Aber nicht immer. Vieles weiß ich nun aus Erfahrung und wenn ich mich dran halte, funktioniert es natürlich inzwischen auch ohne die App.

> Ich verliere zwar an Gewicht,
> aber es findet mich immer wieder.
>
> (ist das lustig.de)

Ich bin Lokführer und **arbeite im Schichtdienst. Ernährungstechnisch gesehen ist das eine echte Herausforderung! An einen regelmäßigen Essensrhythmus, wie einem das jede Ernährungsberatung empfiehlt, ist bei meiner Arbeit überhaupt nicht zu denken.** Ich habe fast täglich einen unterschiedlichen Arbeitsbeginn. Mein Wecker wird beinahe jeden Tag neu gestellt. Ich muss also ungeheuer flexibel sein, was Arbeitsbeginn, Arbeitsende und Essenspausen angeht.

Ich liebe meine Arbeit. Das kann vielleicht nur jemand verstehen, der als Lokführer schon mal in aller Frühe einem Sonnenaufgang entgegengefahren ist. Das sind Glücksmomente, auf die ich nicht mehr verzichten mag und die ich häufig erleben darf. An einem Sommertag durch die Fußgängerzone zu fahren ist ebenfalls immer wieder wunderschön. Ich habe auf längeren Strecken auch Naturerlebnisse, die ich unbedingt brauche, so bin ich nun mal gestrickt. Ich muss das Wetter, die Natur und die Menschen in meinem Alltag mitbekommen, sonst geht es mir nicht gut. In meinem früheren Bürojob bin ich beinahe verkümmert. Trotz regelmäßiger Arbeitszeiten war das nichts für mich. Meine jetzige Arbeit hat für mich so viele Glücksmomente und Vorteile, dass ich den Schichtdienst in Kauf nehme. Ein riesiger Vorteil ist auch, dass ich keine Arbeit mit nach Hause nehme. Nach Feierabend bin ich völlig frei und unbelastet von Arbeit. Das war bei meinem früheren Job im Büro ganz anders. Da war ich auch in meiner Freizeit stärker belastet und konnte viel schlechter von meinem Arbeitsalltag abschalten.

Eine gesunde Ernährung einzuhalten ist aber bei diesen unregelmäßigen Arbeitszeiten extrem schwierig. Hierbei hat mir das Ernährungsprogramm mit dem Punktesystem sehr geholfen, einen vernünftigen Weg für mich zu finden. Wenn ich zum Beispiel frühmorgens um 4 Uhr mit der Arbeit beginne, richte ich mir alles für den nächsten Tag, schon abends, bevor ich ins Bett gehe. Oft esse ich tagelang kein warmes Essen – je nach Schicht. Ich muss alles mitnehmen, manchmal schleppe ich sogar eine Kühltasche mit. Alles, was ich am nächsten Tag esse, wird also am Abend davor abgewogen und in der Punktesystem-App dokumentiert. Ich weiß dann genau, wieviel von meinem Punktebudget schon verbraucht ist und wieviel Punkte ich nach Feierabend noch übrig habe. Das hilft mir sehr, unterwegs nicht unvernünftig zu werden und irgendwelchen Gelüsten nachzugeben. Sonst würde ich wohl in so mancher Pause an einigen Bahnhöfen alle Vernunft fahren lassen und mir süße Teilchen oder eine Brezel kaufen.

Eine trockene Laugenbrezel hat nebenbei bemerkt 7 Punkte! Eine Butterbrezel hat 11 Punkte. Ein Dönerkebab hat 16 Punkte. All das sind Sachen, die heutzutage im Normalfall in meinem Speiseplan nur noch äußerst selten vorkommen. So viele Punkte sind sie mir einfach nicht wert.

Das Punktesystem setzt den Rahmen, der mir zeigt, was geht und was nicht geht. Es ist für mich ein Werkzeug, das ich zur Kontrolle über mein Essverhalten und mein Gewicht einsetzen kann. Natürlich braucht es eine gewisse Disziplin. Und ohne Motivation geht sicher gar nichts. **Mit dem Punktesystem bin ich den ganzen Tag über auf dem Laufenden, was ich heute noch essen kann.** Bei mir hat das bewirkt, dass ich viel bewusster und gesünder esse.

Einmal die Woche soll man sich auf die Waage stellen und das Gewicht dokumentieren. Das habe ich immer Freitag früh gemacht. Ich hatte in der Gewichtsreduktionsphase jeden Freitag weniger Gewicht, als in der Woche davor. Manchmal zeigte die Waage ein ganzes Kilo, manchmal ein Pfund, manchmal nur 200 g weniger an. Aber es war immer weniger als in der Woche davor.

Zur Belohnung gönnte ich mir dann am Freitagabend etwas Besonderes und an diesem Tag waren es immer mehr als die 21 Punkte. Oft sind meine Frau und ich freitags essen gegangen. Da gab es dann auch mal ein Weizenbier. Ich habe mich immer sehr auf den Freitag gefreut. Gerade die ersten Wochen braucht man doch sehr viel Disziplin, bis man sich an die kleinen Mengen gewöhnt und sich von so manch lieb gewordenen kalorienreichen Gewohnheiten verabschiedet hat.

Freitags war also mein selbst erkorener Ausreißertag, an dem ich mich für meine Disziplin, die ich die ganze Woche gehalten hatte, belohnt habe. Ich habe mich in den 7 Monaten, in denen ich abnahm, sozusagen von Freitag bis Freitag gehangelt. Ich glaube, solche Belohnungen sind wirklich wichtig. Wenn es mal zu schwer erscheint durchzuhalten, hält einen die Aussicht auf den Belohnungstag bei der Stange.

Jetzt, wo ich mein Wohlfühlgewicht von 77 Kilo nur noch halten will, habe ich 6 Punkte mehr zur Verfügung. Es gibt zudem auch noch sowas wie Fitnesspunkte. Also wenn ich mich viel bewegt habe, kann ich das auch in die App eingeben. Dadurch habe ich zusätzliche Punkte auf meinem Punktekonto zur Verfügung und kann demzufolge mehr essen. Das kann ich aber auch bleiben lassen, so nehme ich vielleicht zwischendurch mal wieder etwas ab, wenn der Hosenbund anfängt zu kneifen. Es liegt an mir, wie ich das handhabe. Das Ernährungsprogramm schreibt einem da nichts vor.

Im Laufe der Zeit bekommt man ein Gefühl dafür und man muss ja nicht jahrelang ununterbrochen die monatlichen Beiträge für die Punkte-App bezahlen. Falls was aus dem Ruder läuft, kann man aber jederzeit darauf zurückgreifen. Auch für die Essensmengen bekommt man mit der Zeit ein gutes Gefühl, dann ist es nicht mehr nötig alles abzuwiegen und abzumessen. Am Anfang aber schon! Sonst bescheißt man sich nur selbst, weil man ganz andere Mengen gewohnt war – sonst wäre man ja nicht dicker geworden.

Schlafen ist für Schichtdienstler auch immer ein Thema. Nicht nur, weil ich am nächsten Tag wieder Verantwortung für viele Fahrgäste habe und fit sein muss. Auch für die Gewichtsreduktion muss man ja schlafen, sonst funktioniert das Abnehmen nicht. **Mein Tipp für die, die abends mit Gelüste zu kämpfen haben: bevor man was isst, einfach früh ins Bett gehen.**

In meiner schlankesten Zeit habe ich 73 Kilo gewogen. Es ist wohl normal, dass man nach dem Abnehmen, wieder 2–5 Kilo zunimmt. Zumindest habe ich das jetzt schon von einigen Leuten gehört. Tatsächlich fühle ich mich jetzt mit meinen 77 Kilo wohler, als mit 73 Kilo. So fühlt es sich für mich stimmig an und ich fühl mich wohl in meiner Haut. Wenn ich deutlich darüber komme, fühle ich mich aber nicht mehr wohl in meinem Körper. Vor allem im Winterhalbjahr habe ich meist Ausreißer nach oben. Da ich weiß, dass ich das im Frühjahr wieder runter kriege, kann ich aber damit leben.

Voraussichtlich steht mir diesen Winter eine weitere Hüftoperation bevor. Da ich mich dann wochenlang nicht genug bewegen kann, werde ich erneut auf die Punktesystem-App zurückgreifen – falls nötig. Ich bin froh, dass ich dieses Instrument der Kontrolle für mich entdeckt habe. Tatsächlich ist für mich die Sache mit den Punkten viel kontrollierbarer als FdH oder andere Diäten, die ich früher probiert hatte. Vor allem seit das Ganze über die Handy-App so einfach geworden ist. Man gibt alles in die App ein, vieles kann man auch einfach einscannen, die Punkte werden sofort vom Budget abgezogen und ich weiß, ob ich dieses oder jenes heute noch essen kann, oder ob ich es lasse.

Bei vielen anderen Diäten und Ernährungsformen sind aufwendige Zubereitungen von Mahlzeiten nötig. Oft auch das Einhalten von Essenszeiten. All das funktioniert in meinem Job nicht. Häufig sehe ich Kollegen, die zu allen Tages- und Nachtzeiten Döner, Burger, Pizza und ähnliches kalorienträchtiges, ungesundes Zeug essen. Übergewicht ist da vorprogrammiert.

Durch den Schichtdienst ist eine gesunde Ernährung wirklich schwierig. Auch die sitzende Tätigkeit kommt erschwerend dazu. Wer gesund bleiben will, muss sich echt was einfallen lassen, um sowohl das Thema Ernährung, als auch das Thema Bewegung in den Griff zu bekommen.

Dafür ist natürlich Disziplin erforderlich. Man muss es wirklich wollen, um die Einschränkungen und Mühen, die das Ganze mit sich bringt auch zu akzeptieren. Man muss sich auch das nötige Wissen dafür aneignen. Und nach meiner Erfahrung funktioniert es nur in Kombination mit Bewegung, zumindest geht das Abnehmen dann besser und auch schneller. Das ist alles manchmal unbequem. Auch ich kann mich nicht immer aufraffen. Siehe Winterhalbjahr! Ich muss mir immer wieder neu eingestehen, dass es anders einfach nicht funktioniert.

Wenn ich früher maßlose Tage hatte, ging ich vermehrt zum Kühlschrank und an alle möglichen Schubladen und Schränke, hinter denen sich womöglich was Leckeres verbarg. Meist war es was Süßes, wie zum Beispiel Gummibärchen oder auch Joghurts, die ich dann vertilgt habe. Ich habe auch schon ganze Familienpackungen Eis alleine leergefuttert. Wenn ich die erst mal geöffnet hatte, gab es keine Gnade. Seltener kam es vor, dass ich bei deftigen, salzigen Sachen zügellos wurde. Aber wenn mir der Sinn danach stand, konnte das schon auch vorkommen.

> Wir leben im Zeitalter, der sprechenden Kühlschränke.
> Ich überlege mir gut, ob ich mir so ein Teil anschaffe.
> Folgendes Szenario wäre denkbar:
> Ich trabe nachts zum Kühlschrank.
> Der ruft schon von weitem: „Geht es etwa um den Kuchen?"
> Ich: „Das geht dich nichts an. Öffne deine Tür!"
> Der Kühlschrank: „Fragt das etwa der, der schon drei Stück hatte?"

Wenn ich alles essen würde, auf was ich Lust habe, wäre ich sicher sehr übergewichtig. Ich will gar nicht wissen, was ich dann schon alles an Krankheiten entwickelt und mit welchen Einschränkungen, die ja oft mit Krankheiten verbunden sind, ich zu kämpfen hätte. Ganz davon abgesehen, dass ich mich mit deutlich mehr Gewicht nicht wohlfühlen würde und mein Selbstwertgefühl wahrscheinlich miserabel wäre.

Ich habe mir durch das Ernährungsprogramm auch mal bewusst gemacht, was ich so alles in mich reinstopfe. Mir war vorher nicht klar, dass selbst eine halbe (!) Pizza schon mein Punkte-Budget sprengt, wenn ich ernsthaft abnehmen will. Statt eine Pizza oder ein süßes Stückchen zu holen, rettet mich heute oft ein Apfel oder ein Müsliriegel über die letzten Stunden bei der Arbeit. Zu Hause ist es dann viel leichter, gesunde Nahrungsmittel zu essen, als unterwegs.

Es lohnt sich aber auf jeden Fall, alles was ich während dem Dienst esse, mitzunehmen. Ja, das heißt, ich muss es zu Hause vorbereiten und ich muss es mitschleppen. Ja, das ist manchmal lästig. Aber es hält mein Gewicht in einem gesunden Rahmen und es hält mich somit gesund. Und damit lohnt es sich! Auch meinen Fitnesstracker will ich nicht mehr missen. Ich halte mich stur an die mindestens 10000 Schritte, es gibt mittlerweile kaum einen Tag, an dem ich weniger gehe.

Jeder, der Mühe hat, sein Gewicht zu halten, oder der abnehmen will, muss herausfinden, was für ihn individuell funktioniert. **Das Punktesystem, das ich mache, ist nur eines von vielen Modellen. Es hilft mir, essens- und gewichtstechnisch in meinem Rahmen zu bleiben. Solange ich mich daran halte funktioniert es.** Wenn ich es schleifen lasse und maßlos werde, nehme ich zu – bis ich mich wieder diszipliniere.

Im Laufe der Zeit bekommt man so eine Art „Wissensdatenbank". Man weiß ja ungefähr, welche Nahrungsmittel wie viele Punkte haben. Man kennt dann auch viele Null-Punkte-Nahrungsmittel. Jedenfalls wird man immer satt, ohne zuzunehmen! Wenn ich eine Zeitlang übermäßig zugeschlagen habe, muss ich die überflüssigen Kilos halt irgendwann wieder loswerden. Ich habe gelernt, damit zu leben, dass ich gewisse Gewichtsschwankungen habe. Das erscheint mir nun auch nicht mehr als Katastrophe, ich weiß ja, wie ich die überflüssigen Kilos wieder runterkriege.

Aus Tetje Mirendorfs Buch „Halbfettzeit":

Das Geheimnis, das du schon kennst, lautet: Iss gesund, bewege Dich ausreichend, nimm weniger Kalorien zu Dir, als Du verbrauchst. (...) Nach der Reduktionsphase: Halte die Balance mit den Kalorien, gönn Dir gelegentlich auch mal was. ... bleib immer in Bewegung. Es ist echt kein Geheimnis ... man muss es nur tun (vgl. Mierendorf 2018).

Martina, 61 Jahre

„Ich bin früher im Viertelstundentakt zum Kühlschrank"

Bereits als Kind war ich ein bisschen mollig. Nicht extrem, aber halt etwas dicker als andere Kinder. Ich hatte immer einen guten Appetit. Dazu kam, dass ich sehr klein geraten bin und schon wenige Pfunde zu viel gleich mollig wirken. Vier Schwangerschaften hatten mir jeweils weitere Kilos auf den Hüften hinterlassen. Ich war lange Jahre kugelrund. Die überflüssigen Kilos schleppte ich bis in meine vierziger Jahre als Erwachsene mit mir herum.

Vor fast 20 Jahren lernte ich das Heilfasten kennen. Ich war damals durch eine Bekannte auf die Idee gekommen, eine Fastenwoche im Schwarzwald zu machen. Zu diesem Zeitpunkt brachte ich 88 Kilos auf die Waage, bei einer Körpergröße von 1,56 m. Ich litt sehr unter meinem Übergewicht und die Aussicht auf eine Fastenwoche gab mir Hoffnung, für mich einen Weg zu finden, abzunehmen.

Die Fastenwoche war professionell angeleitet und hat mir gut getan. Wir waren eine sehr nette Gruppe, es gab auch Wanderungen, Wellness, Yoga- und Entspannungsworkshops.

Nach dieser Fastenwoche war ich einige Kilos leichter und ich beschloss, die Aufbautage und Nachfastenzeit so zu gestalten, dass ich diese Kilos nicht wieder drauf bekam. Dazu hatte ich in der Fastenwoche einiges gelernt und ich schaffte mir auch entsprechende Bücher an. Ich war fest entschlossen, die verlorenen Pfunde nicht wieder zuzulegen. Das gelang mir auch.

Ein zweites Heilfasten im selben Haus im Schwarzwald buchte ich ein halbes Jahr später. Ich war stolz, dass ich mein Gewicht nach der ersten Fastenwoche gehalten hatte, das schafft nicht jeder!

Wer heute nichts ändert, lebt morgen wie gestern!

(Verfasser unbekannt)

Die zweite Fastenwoche erlebte ich anders, als beim ersten Mal. Aber auch diese Woche war gut für mich. Erneut verlor ich einige Kilos und auch diesmal war klar, dass ich das Gewicht wieder halten wollte. Ich hatte ja nun schon etwas Routine und die Aufbautage und die Nachfastenzeit fielen mir viel leichter.

Auch nach der zweiten Fastenwoche gelang es mir, mein neues Gewicht zu halten. Bei den Fastenwochen hatte ich einige Leute kennengelernt, die schon seit Jahren zwei Mal im Jahr fasteten. Einige hatten dadurch etappenweise abgenommen. Ich entschied, das auch zu machen. Es tat mir gut, es fiel mir leicht – und ich nahm dabei ab.

Das nächste Mal, wiederrum ein halbes Jahr später, fastete ich zuhause. Ich nahm mir eine Woche Urlaub und bereitete alles gut vor. Ich machte alles so, wie ich es von den Fastenwochen im Schwarzwald kannte. Bei den beiden Entlastungstagen vor Fastenbeginn heißt es schon mal weniger zu essen, als sonst. Man soll damit den Körper quasi auf das Fasten einstimmen. Man sollte dann nur leicht verdauliche Nahrung essen, keine Genussmittel mehr, keine Fertiggerichte, kein Fleisch oder Wurst. Ich esse dann nur so viel, dass ich gerade satt werde, am besten ganz wenig und einfach. Rohkost und Obst sind o.k. Viel Trinken ist auch wichtig.

Diese Einstimmung ist nicht nur für den Körper sondern auch für die Psyche wichtig. Es gibt Menschen, die für die Entlastungstage reine Obst- oder Reistage machen. Ich esse meine ganz normale Mischkost, nur halt weniger und ohne Genussmittel. Das funktioniert jedes Mal sehr gut.

Nach den zwei Entlastungstagen kommt der Abführtag, um den Darm zu entleeren. Den Abführtag mache ich, wie ich es im Schwarzwald gelernt hatte, mit Bittersalz. Eine halbe Stunde vorher nehme ich Flohsamenschalen in Wasser gerührt zu mir und nach dem scheußlichen Bittersalzgesöff trinke ich einen halben Liter Saftschorle. Das macht dieses Prozedere der Darmentleerung, das wirklich nicht vergnügungssteuerpflichtig ist, halbwegs erträglich. Es ist anzuraten, den halben Liter aufgelöstes Bittersalz ohne abzusetzen zu trinken und sofort die Saftschorle griffbereit zu haben, um den grässlichen Geschmack wegzuspülen. Das hört sich jetzt aber schlimmer an, als es ist. In wenigen Minuten ist alles runter.

Den Rest des Tages sollte man in der Nähe einer Toilette sein. Denn nun wird der Darm entleert. Natürlich gibt es auch andere Mittel und Methoden, um abzuführen. Ich mache es halt so und komme gut damit klar. Manche fasten auch, ohne einen Abführtag einzubauen. Das habe ich aber noch nie ausprobiert.

Das Abführen klappt bei mir immer recht leicht, dennoch ist es der unangenehmere Teil der Fastenwoche. Aber auch das ist in wenigen Stunden überstanden. Am Tag nach dem Abführen, also ab dem zweiten Fastentag mache ich täglich einen Einlauf. Hellmut Lützner beschreibt in seinem Buch: „Wie neugeboren durch Fasten", warum das ganze Drumrum beim Fasten wichtig und notwendig ist. Ich habe aber auch viele Menschen in den Fastenwochen kennengelernt, die nie einen Einlauf gemacht haben. Es geht also auch ohne.

Wer das Fasten ausprobieren möchte, sollte dies meines Erachtens beim ersten Mal unbedingt unter professioneller Anleitung machen. Es gibt dabei einiges zu beachten. Obwohl ich es nun schon so oft gemacht habe, schaue ich jedes Mal in meine Unterlagen vom Schwarzwald und in entsprechende Fachbücher und halte mich an die Anweisungen dieser Experten.

Man darf während dem Fasten ab und zu einen halben Löffel Honig in den Tee tun. Auch ein Mal am Tag eine Saftschorle oder ein Gemüsesaft ist erlaubt. Also zum Beispiel ein Viertelliter Bio-Traubensaft mit Wasser gemischt. Im Schwarzwald wurde sogar ab und zu Traubenzucker gereicht, wenn nötig. Das brauche ich persönlich bei meinem Fasten zu Hause nie. Aber Honig und Saftschorle konsumiere ich während des Fastens in den erlaubten geringen Mengen.

Wenn in den ersten Tagen Hungergefühle auftreten, hilft ein Einlauf Wunder. Manche trinken ein halbes Glas Buttermilch als Notprogramm. Bevor das Fasten womöglich abgebrochen wird, ist das auf jeden Fall eine Option. Apropos abbrechen: hier muss man richtig vorsichtig sein, denn das Fastenbrechen ist eine Wissenschaft für sich! Auf keinen Fall darf man Knall auf Fall irgendetwas essen, auf das man gerade Lust hat. Im Schwarzwald habe ich das ein paar Mal erlebt, dass Mitfastende abgebrochen haben. Das wurde von den Fastenleitern, die uns angeleitet haben, immer gut begleitet.

Auch bei den Entlastungstagen vor dem Fasten und den drei Aufbautagen danach und in der Nachfastenzeit halte ich mich an die Anweisungen aus Lützners Buch. Das Fastenbrechen mache ich mit einem gedünsteten Apfel, den ich ganz, ganz langsam, quasi als Frühstück, am ersten Aufbautag esse. Mittags esse ich einen Teller Gemüsesuppe. Auch abends gibt es eine Gemüsesuppe, am besten püriert und ein Glas Buttermilch. So gewöhnt sich der Körper am sogenannten ersten Aufbautag ganz langsam wieder an feste Nahrung.

Am zweiten Aufbautag esse ich morgens fettarmen Naturjoghurt mit Haferkleie und etwas Obst und einer Walnuss. Mittags gibt es wenig Reis mit Möhren-Fenchel-Gemüse. Abends wieder eine pürierte Gemüsesuppe und Buttermilch.

Am dritten Aufbautag gibt es dasselbe zum Frühstück, mittags wenig Pellkartoffeln und Quark, abends Gemüsesuppe und Buttermilch.

Der Joghurt, die Haferkleie und die Buttermilch sind gut für die Verdauung, die ja erst mal wieder in Gang kommen muss. Auch Flohsamenschalen kann man verwenden, wenn man in den ersten Tagen unter Verstopfung leiden sollte.

Auch in den Tagen danach, nach den drei Aufbautagen, esse ich sehr, sehr wenig und einfach. Also keine verarbeiteten Lebensmittel, kein Fleisch, keine Wurst, kein Käse, nichts Gebackenes, kein Kaffee, kein Alkohol, kein Zucker usw. Am besten ist Gemüse, Suppen, Salate und Obst – alles so naturbelassen wie möglich.

In diversen Fachbüchern und im Internet gibt es gute Tipps für die Nachfastenzeit. Wenn ich diese karge Ernährung sehr lange rausziehe, funktioniert das Fasten langfristig gesehen am besten. Je länger ich mit dem „normalen" Essen warte, desto besser. Ich baue dann ganz, ganz langsam auf. Solange ich es durchhalte, esse ich abends nur pürierte Gemüsesuppe und trinke Buttermilch. Verarbeitete Lebensmittel aller Art, vor allem Wurst und Süßigkeiten vermeide ich solange ich es schaffe. Je länger ich das schaffe, desto besser ist der Fastenerfolg.

Übrigens schmeckt das Essen nach dem Fasten jedes Mal dermaßen gut! **Die ersten Tage nach dem Fasten sind der absolute Genusswahnsinn! Die Geschmacksknospen sind dann so sensibilisiert, ich könnte jedes**

Mal jubilieren. Im normalen Alltag kennt man solche Geschmackshöhepunkte nicht mehr, da viel zu viel gezuckert und gesalzen und überwürzt ist.

Im Laufe der Zeit schleichen sich dann aber doch immer wieder weniger gesunde Sachen ein. Natürlich sind wir mal eingeladen und ich esse dann anders als ich es zu Hause tun würde. **Im Sommer gänzlich auf eine Bratwurst oder ein Eis will ich auch nicht verzichten. Sogar ein Stück Kuchen darf manchmal sein. Das gleiche gilt für ein Glas Bier oder Wein, worauf ich abends ungern verzichte, jedenfalls auf Dauer. Sobald ich mit diesen Dingen wieder angefangen habe, gelüstet es mich danach häufiger. Ich gebe dem dann auch ab und zu nach. – Bis zur nächsten Fastenwoche.**

Völlig verkehrt wäre, direkt nach dem Fasten wieder zu den alten, unguten Ernährungsgewohnheiten zurückzukehren. Ich habe nach jedem Fasten an meinen alten Ernährungsgewohnheiten etwas verbessert. Manche Sachen sind schon längst aus meinem Speiseplan verschwunden, zum Beispiel Nussnougatcreme oder Marmelade. Ebenso viele Fertiggerichte, wie Tiefkühlpizza, Maultaschen, Tortellini, Tütensoßen und ähnliches benutze ich kaum noch. Früher habe ich häufiger zu solch schnellen Mittagessen gegriffen, wenn ich in Eile war. Diese Lebensmittel sind jedoch viel zu stark verarbeitet, oft beinhalten sie Zucker und allerhand Zusatzstoffe, die alles andere als gesund sind.

Ich bin mehr der herzhafte Typ, werde also eher zügellos bei Wurst, Chips, Nüssen und auch bei ganz normalem deftigem Essen. Bevor ich das Fasten kennen lernte, habe ich sehr viel Wurst gegessen. Oft auch zwischendurch mal ein Wienerle oder ein Rädchen Wurst, wenn ich gerade am Kühlschrank zu tun hatte. Einfach so – ohne dass ich hungrig gewesen wäre. Und ehrlich gesagt, ich hatte ständig am Kühlschrank zu tun!

Mir war lange nicht bewusst, wie schädlich das ständige Zwischendurchessen ist. Das gilt natürlich auch für kalorienhaltige Getränke. Vor allem am Abend bin ich früher im Viertelstundentakt zum Kühlschrank und habe irgendwas gefuttert oder getrunken. Selbst wenn es – im besten Fall – was halbwegs Gesundes war, wie zum Beispiel ein Apfel, so war es schlicht überflüssig und einfach zu viel.

> Alles, was du heimlich isst,
> trägst du später öffentlich zur Schau!
> (Postkartenspruch)

Eine fürchterliche Angewohnheit von mir war, nach dem Einkaufen schon auf dem Heimweg im Auto, den Wurstaufschnitt wegzuputzen. Der lag offen auf dem Beifahrersitz, bis ich daheim war, waren locker 200 g Wurstaufschnitt vertilgt! Ich schäme mich noch heute, wenn ich an solche Entgleisungen denke.

Wie gesagt, nach jeder Fastenwoche, habe ich eine Ernährungsgewohnheit mehr zum Guten im Alltag verändert. So habe ich mir nun im Laufe der Jahre eine weitaus gesündere Ernährung antrainiert. Natürlich bin ich mit der Zeit viel disziplinierter in meinem Essverhalten geworden. Wienerle, einfach so aus dem Kühlschrank oder ein paar Rädchen Wurst ständig nebenbei gibt es schon lange nicht mehr.

Auch Softgetränke wie Cola, Limo und so habe ich komplett aus meinem Speiseplan gestrichen. Zwischen den Mahlzeiten esse ich heute normalerweise nichts. Wenn ich diese Ernährungssünden nicht weglassen würde, könnte ich mein Gewicht trotz zwei Mal im Jahr Heilfasten sicher nicht halten. **Mir all diese schlechten Gewohnheiten rund um das Essen abzugewöhnen, war ein Prozess, der sich Schritt für Schritt vollzog und einige Jahre gedauert hat.**

Beim normalen Bäcker kaufe ich fast nichts mehr. Früher bin ich in der Mittagspause oft zur Fleischer- oder Bäckertheke und habe dort Leberkäs Semmeln, Pizza, süße Teilchen und Käselaugen oder so geholt. Das brauche ich alles nicht mehr. Ich nehme heute von zu Hause aus ein belegtes Vollkornbrot und Obst mit zur Arbeit. Brot vom Bäcker schmeckt mir nicht mehr. Vollkornbrot hole ich im Naturkostladen, manchmal backe ich auch selbst, wenn ich Zeit habe.

Früher dachte ich auch, Nüsse sind doch gesund, da kann man ruhig ordentlich viel davon essen und habe mir oft eine ganze Handvoll Nüsse übers Müsli gestreut. Heute bröckele ich mir zwei Walnüsse übers Müsli. Das ist völlig ausreichend, auch was die Nährstoffe angeht. Man braucht keine ganze Handvoll Nüsse am Tag, sie haben ungeheuer viele Kalorien! In geringen Mengen sind sie aber sehr gesund.

„Wiederholen Sie die Fastenwoche, sobald Ihnen Beruf oder Privatleben Zeit und Gelegenheit dafür bieten. Beim zweiten oder dritten Fasten wird es leichter gehen als bei ersten Mal. Jedes Fasten ist anders und bringt neue interessante Erfahrungen mit sich. Und wer sein Gewicht in der Zwischenzeit zu halten vermag, kann es in mehreren kurzen Fastenzeiten übers Jahr verteilt stufenweise reduzieren." (Lützner 2008, S. 93)

Mit 88 Kilo bin ich zum ersten Fastenwochenende gefahren. Heute habe ich 56 Kilo. Ich faste nun seit 1999 zwei Mal im Jahr, meist im Frühjahr und im Herbst. Fast immer faste ich zu Hause, ich bin aber auch zwischendurch immer mal wieder in den Schwarzwald gefahren. Die ersten Jahre habe ich mir für die Fastenwoche immer Urlaub genommen. Mittlerweile bin ich so routiniert im Fasten, dass ich es in meine normale Arbeitswoche einbauen kann.

Übergewicht habe ich schon lange keines mehr, dennoch behalte ich das Fasten bei. Es hilft mir natürlich mein Gewicht zu halten und es tut mir auch sonst gut. Mein Mann hat auch schon ein paar Mal mitgefastet und so ein paar Kilos abgenommen. Es fällt ihm aber schwerer als mir und er ist nicht ganz so begeistert davon wie ich.

Obwohl ich nicht sonderlich sportlich bin, mache ich vor allem in der Woche, in der ich faste und in den Wochen danach auf jeden Fall vermehrt Sport. Das muss sein, sonst werden Muskeln abgebaut. Dem kann ich nur vorbeugen, indem ich Sport mache. Moderates Krafttraining, Yoga und Fahrradfahren sind meine bevorzugten Sportarten. Hilfreich finde ich auch den Schrittzähler auf meinem Handy. Er motiviert mich, mehr zu laufen.

Wer mehr Muskeln hat, verbraucht auch mehr Kalorien. Muskeln sind Kalorienfresser! Je mehr Muskeln, desto höher ist der Grundumsatz, sogar im „Sofamodus", wenn man sich gar nicht bewegt. Das habe ich früher nicht gewusst. Es lohnt sich also, sich ein paar Mucki's anzutrainie-

ren und dafür zu sorgen, sie nicht abzubauen. Wie gesagt, beim Fasten passiert das leider – da muss man also vernünftig dagegen steuern.
Selbst ein Spaziergang ist besser, als sich gar nicht zu bewegen!
Dr. Nadja Herman empfiehlt grundsätzlich Krafttraining. Egal, ob jemand fastet, oder nicht. Sie zieht in ihrem Buch „Fettlogik überwinden" das Fazit:

> „Sport ist zum Abnehmen nicht nötig, allerdings kann man bereits mit verhältnismäßig wenig Aufwand seinen Fitnesszustand verbessern und vom Muskelzuwachs profitieren" (vgl. Hermann 2016, S. 78).

Bei gewissen Erkrankungen soll das Fasten sehr gut sein. Ich selbst hatte schon mit Anfang Vierzig eine Arthrose, diese ist durch das Fasten viel besser geworden. Das hat sich schon nach der allerersten Fastenwoche positiv ausgewirkt. Es gibt wohl auch einige andere Erkrankungen, bei denen das Fasten nachweislich hilft. Manche Fastenklinken haben sich auf solche Fälle spezialisiert.
An den Fastentagen esse ich absolut nichts – es wird nur getrunken. Und zwar ungesüßter Tee, Gemüsebrühe, wenig Obst- oder Gemüsesaft und sehr viel Wasser. Dass Alkohol tabu ist, versteht sich ja von selbst. Dadurch, dass nach dem Abführtag der Verdauungstrakt quasi vorübergehend stillgelegt ist, hat man nicht so viel Hunger, wie man sich das gemeinhin vorstellt. Nur die ersten zwei Tage habe ich jedes Mal Hungergefühle, danach nicht mehr.
Da man beim Fasten leichter friert, bin ich oft mit Wärmflasche unterwegs. Ingwertee hilft, da wird's mir warm. In der Fastenwoche bewege ich mich mehr, ich liege aber auch mehr und ruhe mich aus. Wenn möglich, mache ich Mittagsruhe. Dabei mache ich mir einen Leberwickel, das soll beim Entgiften helfen. Es sind auch solche Rituale, die hilfreich sind beim Fasten. Andere Verpflichtungen lasse ich während der Fastenwochen oft ruhen, da klinke ich mich mal eine Woche aus.
In der Fastenwoche koche ich nicht für meine Familie. Mittlerweile sind mein Mann und ich sowieso alleine im Haus. Vor einigen Jahren lebten aber noch meine beiden jüngsten Kinder im Haushalt. Beide waren damals schon Teenager und somit alt genug, sich mal eine Woche alleine zu ver-

köstigen. **Kochen und Einkaufen geht für mich gar nicht, wenn ich faste.** Meine Familie hat das ohne Gemecker akzeptiert.

Nach meinen Fastenwochen im Frühjahr und im Herbst dauert es jeweils ungefähr zwei bis drei Wochen, bis ich wieder so viel esse, wie vorher. Dann gönne mir auch mal was. Meist nehme ich bis zum nächsten Fasten wieder ein paar Pfund zu. Das stört mich nicht, ich weiß ja, dass die ganz schnell wieder weg sind. Nach wie vor habe ich manchmal Kontrollverlust, besonders beim Wurstessen, da kann ich immer noch unbeherrscht sein und vertilge beachtliche Mengen. Ich trinke auch mehrmals die Woche ein Bier oder ein Glas Wein. Das lässt mein Gewicht zwischen den Fastenwochen ebenfalls steigen. So kommt es bei mir zu Gewichtsschwankungen von ungefähr 3 – 4 Kilos.

Ein toller Nebeneffekt der Gewichtsabnahme ist, dass ich nicht mehr so fürchterlich schwitze, wie das früher der Fall war. Damals lief mir bei der kleinsten körperlichen Anstrengung der Schweiß. Etwas problematisch, vor allem direkt nach den Fastenwochen, ist manchmal meine Verdauung. Manchmal habe ich dann Verstopfung und muss ab und zu mit Flohsamenschalen nachhelfen. Haferkleie im täglichen Müsli hilft auch, dass die Verdauung wieder gut funktioniert.

Übrigens gibt es in meinem Leben erstaunliche Parallelen zwischen Übergewicht und Gerümpel. Ich habe früher alles Mögliche Gerümpel in unserem Haus angehäuft. Über Jahrzehnte hortete ich die Dinge, alle Schränke und Regale quollen über. Das gleiche galt für Keller, Abstellräume, Garage, in jeder Ecke, unter der Treppe – einfach überall sammelten sich überflüssige Dinge an, die kein Mensch mehr benutzte. 1999, einige Monate, bevor ich zum ersten Mal fastete, zogen wir in ein neues Haus um. Bei der Gelegenheit entrümpelten wir unseren gesamten Hausstand und trennten uns von Sachen, die wir nicht mehr brauchten. Das war ein Projekt, das sich über Monate hinzog. Jeden Raum, jeden Schrank – alles – haben wir seinerzeit durchforstet und uns „erleichtert". Ja, das war wie Ballast abwerfen. Wirklich vergleichbar mit dem Abnehmen von Körperfett. **Sowohl beim Abnehmen, als auch beim Entrümpeln fühlte ich mich hinterher wie von einer Last befreit.**

"Ich bin früher im Viertelstundentakt zum Kühlschrank" 39

Viele Jahre später las ich durch Zufall in Karen Kingstons Buch „Feng Shui gegen das Gerümpel des Alltags" folgende Hypothese, die ich absolut stimmig finde:

> ... dass Leute, die viel Gerümpel in ihrem Wohnraum horten, oft übergewichtig sind. Ich glaube, das liegt daran, dass sowohl Körperfett als auch Gerümpel Formen von Selbstschutz sind. (...) schreiben mir viele der Überwichtigen, dass es ihnen viel leichter fiel, ihr Übergewicht loszuwerden, kaum dass sie endlich anfingen, die Wohnung auszumisten und sich von ihrem Gerümpel zu trennen. So wie es ihnen gelang, besser auf ihre Umgebung zu achten, konnten sie auch besser auf ihren Körper achten. Wie eine Frau es so treffend formulierte: Hat man erst mal den Krempel aus der Wohnung geräumt, fühlt es sich falsch an, sich weiter irgendwelchen Krempel in den Mund zu stopfen (vgl. Kingston 2009, S. 35).

Für mich heißt das nicht, dass alle Übergewichtigen in ihrem Wohnraum Gerümpel horten. Möglicherweise trifft es aber auf den ein oder anderen Übergewichtigen zu. Bei mir waren die Parallelen erstaunlich, denn kurze Zeit später entdeckte ich das Heilfasten für mich und begann abzunehmen. **Es hat ein paar Jahre gedauert, aber durch das wiederholte Fasten sind bei mir die Pfunde dahingeschmolzen. Schritt für Schritt habe ich so 32 Kilo abgenommen.** Mir geht es sehr gut damit und ich bin überzeugt, dass das Fasten vielen Menschen helfen kann, abzunehmen. Wie gesagt, vielleicht erst mal mit professioneller Betreuung. Im Internet findet man viele Angebote zum Thema Fasten in ganz Deutschland, oft in Kombination mit Wandern, Wellness, Yoga und Ähnlichem. Wer gelernt hat, worauf es beim Fasten ankommt, kann das dann auch zu Hause für sich machen. Vorausgesetzt er ist gesund. **Am besten bespricht man sich da mit seinem Hausarzt.**

Es ist auch möglich, ab und zu einen Fastentag oder ein Fastenwochenende einzulegen. Manchen Menschen hilft ein oder zwei Tage Fasten, wenn sie über die Stränge geschlagen haben, um sich erneut zu disziplinieren und wieder vernünftiger zu essen. Viele anerkannte Fachleute sprechen sich für verschiedene Formen des Fastens aus. Da findet sich für jeden, der interessiert ist, die passende Form.

Sehr bekannt wurde in letzter Zeit das **Intermittierende Fasten, auch Intervallfasten genannt.** Da wird eine sehr lange Phase des sogenannten „nächtlichen Fastens", das man quasi in die Länge zieht, empfohlen. Die **16:8 Methode** wird derzeit hoch gelobt. Das bedeutet **16 Stunden Fasten, im Zeitraum von 8 Stunden kann man, verteilt auf 2–3 Mahlzeiten, relativ normal essen. Der Körper kommt wohl durch die sehr lange 16-stündige Essenspause gut in die Fettverbrennung.**

In meinem Bekanntenkreis machen einige Leute die 16:8 Methode. Das scheint für sie auch gut zu funktionieren. Aber mein Ding ist und bleibt das Heilfasten eine ganze Woche am Stück. Das hat sich bei mir bewährt.

Mein Motto ist geworden:
Nach dem Fasten ist vor dem Fasten.

Für mich ist das die ideale Art und Weise, mein Gewicht zu halten. Denn so kann ich monatelang gut essen ohne dass mein Gewicht aus dem Ruder läuft. Zwei Mal im Jahr „bringe ich mich wieder in die Spur". Ich bin nun seit vielen Jahren rank und schlank. Ich bin froh, dass ich das Fasten entdeckt und ich so eine gesunde Möglichkeit für mich gefunden habe, mein Gewicht zu regulieren.

Meine Freundin Carola, die immer schlank war, bekam durch die Wechseljahre Gewichtsprobleme. Sie hat dann auch das Heilfasten ausprobiert und ist ebenfalls begeistert davon. Sie hat dadurch nicht nur einen Weg für sich gefunden, ihr Gewicht zu halten. Da sie alleinstehend ist, hatte sie es immer schwer, ihren Urlaub sinnvoll zu verbringen. Nun fährt sie zwei Mal im Jahr zu ihren Fastenwochen. Da lernt man ja auch immer nette Leute kennen, man wandert viel und wer mag kann zusätzlich Wellnessangebote dazu buchen. So schlägt sie zwei Fliegen mit einer Klappe. Der Urlaub ist gut genutzt und das Körpergewicht bleibt im normalgewichtigen Bereich.

An dieser Stelle möchte ich nochmal ausdrücklich darauf hinweisen, dass das Fasten etwas für Gesunde ist. **Für Menschen mit Essstörungen ist das Fasten nicht geeignet!**

Menschen, die gewisse Krankheiten haben sollten selbstverständlich zuerst mit ihrem Hausarzt abklären, ob das Fasten für sie in Frage kommt. Bei vielen Krankheiten ist dies der Fall, sollte dann aber ärztlich begleitet werden. Das kann ambulant geschehen oder in einer Fastenklink. Ich weiß, ich wiederhole mich, doch auch Gesunde sollten sich das Wissen für ein gesundes Fasten, einschließlich Entlastungstage, Aufbautage und Nachfastenzeit unbedingt mit professioneller Unterstützung aneignen.

Die ersten Jahre war das Heilfasten für mich ein Abnehmen – Schritt für Schritt – bis ich mein Zielgewicht von 56 Kilo erreicht hatte. Heutzutage ist zwei Mal im Jahr Heilfasten mein Mittel der Wahl, mein Gewicht zu halten und darüber hinaus etwas für meine Gesundheit und mein inneres Wohlbefinden zu tun.

Volker, 50 Jahre

„Die Diagnose Diabetes gab mir die Chance auf ein zweites und besseres Leben"

1991 habe ich mit dem Rauchen aufgehört. Ich hatte bis dahin 40–50 Zigaretten täglich geraucht. Nachdem ich mich von diesen Sargnägeln verabschiedet hatte, ging mein Gewicht steil nach oben. Bis dahin hatte ich zwar auch immer gerne viel gegessen, war aber normalgewichtig. Bereits ein Jahr nachdem ich Nichtraucher geworden war, zeigte die Waage eine dreistellige Zahl an. Ich war 24 Jahre alt, als ich die 100 Kilo Grenze überschritt. Das kam nicht von ungefähr. Ich aß beträchtliche Mengen, auch sehr viele Süßigkeiten und ich trank ständig zuckerhaltige Getränke wie Cola, Limo, Eistee, Saft usw. Auch in Fastfood-Restaurants war ich Stammgast und vertilgte enorme Portionen.

Beispielsweise hatte ich die Angewohnheit im Fastfood-Restaurant regelmäßig nach der Spätschicht 4 große Burger zu essen. Dazu gab es Chicken Nuggets, Apfeltaschen und einen Liter Cola. Alleine die 4 Burgers haben um die 2000 Kalorien. Das entspricht ungefähr meinem Tagesgrundumsatz im Sofamodus! Ein durchschnittliches Vesper von mir sah damals ungefähr so aus: 1 Becher Fleischsalat, 4 Brötchen mit Belag, 500 Gramm süßer Joghurt und eine Tafel Schokolade. Solche riesigen Mengen waren mein normales Pensum! Zusätzlich aß ich Chips und trank den lieben langen Tag Cola, Limo, Säfte oder Eistee.

Ich bin Single. Mit dem Kochen hab ich es nicht so. Ich bin eher der Vespertyp. Häufig gehe ich auch auswärts essen. Kochen war früher für mich beispielsweise, wenn ich ein ganzes Backblech mit Toastbrotscheiben auslegte mit Salami und Käse belegte und überbuk. Gerne habe ich 8 Wienerle in Ketchup ertränkt und gegessen. Manchmal aß ich eine ganze Linzer Torte. Helle Brötchen mit Nussnougatcreme waren auch oft dabei. Es kam sogar vor, dass ich das Nussnougatcreme-Glas einfach so leer gelöffelt habe. Kekse habe ich gleich packungsweise gegessen.

So futterte und trank ich mich allmählich auf 150 Kilo hoch. Nur einmal versuchte ich abzunehmen und es gelang mir auch, 20 Kilo hatte ich damals runter. Doch als ich mit meiner Disziplin damals nachließ, schlug der

Jo-Jo-Effekt zu: mein Gewicht stieg nach diesem Versuch abzunehmen auf mein Höchstgewicht von 155 Kilo.

> „Warum liegt die Waage im Müll?"
> „Die war böse!"
> Auf Facebook entdeckt

Der große Knall kam im Januar. Ich landete mit gefährlichem Überzucker im Krankenhaus in der Notaufnahme. Mein Zuckerwert war bei 680! Ein normaler Tageswert wäre ungefähr 90–150. Ab 600 besteht die Gefahr ins Koma zu fallen, das kann tödlich enden.

Ich bekam die Diagnose Diabetes mellitus Typ 2. Die Ärzte klärten mich über die möglichen Spätfolgen von Diabetes auf und rieten mir dringend meine Ernährung umzustellen.

Natürlich hatte ich schon vor dem großen Knall im Januar Symptome gehabt. Doch ich ignorierte alle Warnzeichen. Beispielsweise hatte ich bemerkt, dass mein Urin ganz anders roch und ich bekam massive Sehstörungen. Ich konnte die Straßenschilder nicht mehr lesen, so dass ich eine Brille brauchte. Ständig hatte ich großen Durst. Selbst wenn ich gerade einen halben Liter Eistee getrunken hatte, hatte ich weiterhin Durst. Dementsprechend musste ich dauernd Wasser lassen. Nach dem Urinieren schüttete ich mir weiteres „Zuckerwasser" rein. Damals kam ich täglich auf 5–6 Liter (!) Süßgetränke wie zum Beispiel Cola, Limo, Eistee oder Säfte. All diese Getränke enthalten enorme Mengen an Zucker.

Im Krankenhaus wurde ich durchgecheckt. Diabetes, Übergewicht und Bluthochdruck sind ja wie drei ungeliebte Geschwister, die meist Hand in Hand daherkommen. Es verwundert also nicht, dass ich auch einen viel zu hohen Blutdruck hatte. Ich wurde „eingestellt". **Ab sofort musste ich Insulin spritzen und Tabletten nehmen.**

Es wurde außerdem festgestellt, dass ich eine Fettleber habe. Eine Fettleber kann zur Leberzirrhose führen. Meine Werte waren allesamt schlecht.

Die Ärzte klärten mich auf, mit welchen Folgeerkrankungen zu rechnen seien, wenn ich weiterhin so ungesund esse und trinke:
- die Gefahr einen Schlaganfall zu erleiden sei deutlich erhöht
- ebenso sei die Gefahr einen Herzinfarkt zu bekommen sehr groß
- Sehstörungen hatte ich schon, das könnte sich noch deutlich verschlimmern, bis hin zur Blindheit
- es könnte passieren, dass ich einen diabetischen Fuß bekäme, das könnte bis zur Fußamputation gehen
- die Nieren könnten versagen
- mit Leistungsabbau sei zu rechnen
- und vieles mehr.

Für mich war das ein Schuss vor den Bug. Das ließ sich nicht mehr ignorieren! Mir wurde deutlich, dass ich meinem Diabetes nicht mit Gleichgültigkeit begegnen konnte.
Diese Diagnose hat mich endlich zur Räson gebracht. Dazu kam die Fettleber. Auch die Arthrose, in beiden Knien, kam wohl von meinem Übergewicht. Das war alles gar nicht lustig. Diese Zeit im Krankenhaus und die gnadenlosen Diagnosen haben mich ins Leben zurückgeholt. Es war klar: Ich kann meinen Körper nicht weiter mit so schlechtem Essen zumüllen.
Die Ärzte und die Ernährungsberaterinnen erklärten mir, dass man durch gesunde Ernährung und Gewichtsabnahme dem Diabetes und auch allen meinen anderen Krankheiten entgegenwirken kann. Ich wurde gut informiert und bekam kompetente Hilfe, meine Ernährung entsprechend umzustellen.

Anders Handeln als seither schafft eine neue Realität

Im Krankenhaus und in der Reha habe ich Patienten gesehen, die mit den **Folgeerkrankungen von Diabetes** zu tun hatten. Offene Beine mit nässenden Wunden, amputierte Beine, massive Augen- und Nierenschäden, Folgeschäden durch Schlaganfälle und/oder Herzinfarkte und vieles mehr.

Die Konsequenzen zu sehen, die Diabetes und Übergewicht mit sich bringen können, waren abschreckend für mich. Ich konnte nicht mehr so tun, als ob mich das alles nichts angehen würde.

All die Einschränkungen und Schmerzen, die durch diverse Krankheiten und Folgeschäden ganz sicher auf mich zugekommen wären, wenn ich meine Ernährung nicht geändert hätte, will ich nicht erleben müssen! Ich hatte endlich kapiert, was auf mich zukäme, wenn ich mein altes Ernährungsverhalten fortsetze.

Ich esse jetzt nur noch zwei Mahlzeiten am Tag: um 10 Uhr und um 18 Uhr. Das passt zu meinem Arbeitsrhythmus, ich arbeite Früh- und Spätschicht. Natürlich habe ich zwischen den beiden Mahlzeiten Hunger. Ich trinke dann Wasser, ungesüßten Tee oder auch mal einen Milchkaffee ohne Zucker. Der Milchkaffee dämpft das Hungergefühl etwas. Es ist oft schwer. Ich weiß aber, dass es für mich langfristig gesehen viel schwerer würde, wenn ich mich gehen ließe.

Nimmst du zu viel Energie in Form von Kohlenhydraten zu dir, wird die Energie des Zuckers in Fettenergie umgewandelt und in den Fettzellen deines Körpers, den Adipozyten, gespeichert. Hast du sehr viele Adipozyten, nennt man das entsprechende Krankheitsbild Adipositas. (…) Bewegung leert den Zuckerspeicher, baut Muskeln auf und verbrennt Fette. Am besten geht das, wenn auch mal eine Mahlzeit ausfällt. Dann zapft dein Körper seine eigenen Energiespeicher, die Adipozyten, an. (Vgl. Klemme 2018, S. 80 f.)

Im Krankenhaus und auf der Reha habe ich viel über Ernährung gelernt und entsprechende Veränderungen in meinem Essverhalten vorgenommen. Nach wie vor bin ich der Vespertyp. Ich koche auch heute nur selten. Früher hatte ich die Einstellung: ich habe doch Burger mit einem Salatblatt gegessen, ich brauch sonst kein Gemüse. Heute esse ich auch Gemüse. Das liefert wertvolle Nährstoffe und Ballaststoffe, außerdem kann ich davon große Mengen essen, ohne dass es mir schadet. Gemüse esse ich meist in Form von Rohkost. Gurke, Paprika, Tomaten, Möhren und so weiter sind häufig auf meinem Speisezettel. Zum Glück vertrage ich Rohkost gut. Ich esse nun auch Vollkornbrot. Das macht mehr satt, als die hellen Brötchen und liefert bessere Nährstoffe.

Seit der Diagnose habe ich nicht das kleinste Stückchen Schokolade, Kuchen oder ähnliches gegessen.

Ich lasse konsequent jeden unnötigen Zucker weg.

Dazu gehören auch Kekse, Kuchen, jede Art von Süßigkeiten, Chips und ähnliches. Auch Marmelade, Honig, Nussnougatcreme sind natürlich komplett gestrichen. **Ich will kein „schlechtes Essen" mehr in mich reinstopfen und ich achte auf gesunde Kohlenhydrate.**

Eine süße Belohnung ist ein Stück Obst täglich.

In dem Buch „Schlank mit dem Handvoll-Prinzip" findet sich eine Liste über den Zuckergehalt verschiedener Obstsorten:

Einen geringen Zuckergehalt weisen manche Beeren auf: zum Beispiel Brombeeren, Himbeeren, Stachelbeeren.

Einen geringeren bis mittleren Zuckergehalt haben beispielsweise Äpfel, Blaubeeren, Erdbeeren, Melonen, Nektarinen und Pfirsiche.

Einen hohen Zuckergehalt weisen Ananas, Birnen, Kiwis, Orangen und Pflaumen auf.

Einen sehr hohen Zuckergehalt haben Bananen, Clementinen, Mandarinen, Kirschen, Mangos, Trauben, Feigen, Datteln, sowie alle getrockneten Früchte.

(Vgl. Wengel 2018, S. 233)

Auch habe ich seit meiner Diagnose keinen Alkohol mehr getrunken. Wenn Alkohol im Spiel ist, kümmert sich die Leber, die „Stoffwechselfabrik" unseres Körpers, vorrangig um den Alkohol. Sie lässt dann alles andere liegen. Und das kann bedeuten, **dass der Fettabbau nicht mehr richtig funktioniert, weil durch den Alkohol, den die Leber nun vorrangig**

„bearbeiten" muss, alle anderen Stoffwechselaufgaben der Leber gestört sind. Das ist ungefähr so, als ob in einem Bahnhof alle Regionalzüge warten müssen, weil gerade ein ICE durchfährt.

Natürlich esse ich nun insgesamt viel weniger. Auch bei Wurst und Käse passe ich auf. Ich esse eher Geflügel oder mageren Schinken. Beim Einkaufen achte ich darauf, wo überall Zucker drin ist und kaufe entsprechend ein. Ich nehme mir mehr Zeit zum Einkaufen, da ich die Inhaltsstoffe abgleiche, wenn nötig. Wer hungrig einkaufen geht, kauft nachgewiesenermaßen mehr ein. Also achte ich darauf, dass ich satt bin, wenn ich einkaufe. Ich mache mir nun einen Einkaufszettel, um mich nicht so verführen zu lassen und **kaufe nur das, was ich auch wirklich brauche und vernünftigerweise essen möchte.**

Wer mehr Essen zu Hause hat, isst auch mehr.

Die Gefahr banne ich am besten, indem ich gar nichts Unnötiges kaufe.

Früher habe ich oft riesige Sparpacks gekauft, so nach dem Motto: 2 zahlen 3 bekommen. Das lasse ich heute alles liegen.

Gute Tipps fand ich übrigens im Diabetikerheft, das man auf Nachfrage in den Apotheken bekommt. Zum Beispiel, dass man beim Essen Fernsehen und Handy ausschalten soll. So esse ich viel bewusster und verschlinge das Essen nicht so schnell nebenbei. Ein Tipp, den ich auch dem Diabetikerheft entnommen habe, war: direkt nach dem Abendessen die Zähne zu putzen. Warum? Wer putzt schon gerne 2- oder 3-mal am Abend die Zähne, weil er dann doch noch was gegessen hat?

Zu lernen, dass das Sättigungsgefühl so circa 20 Minuten braucht bis es im Gehirn Meldung erstattet, dass man satt ist, fand ich auch hilfreich. Das heißt für mich: Zeit lassen beim Essen. Nicht gleich weiter essen, sondern langsam machen hilft auch, weniger zu essen. Mich zu fragen, habe ich jetzt wirklich (noch) Hunger, oder ist es was anderes? Zum Beispiel Gelüste, Langeweile, Gewohnheit ...

Ganz wichtig war für mich zu lernen, das Essen so zu portionieren, dass es ausreicht. Das war heftig, zu lernen, mit so kleinen Portionen auszukommen! Vor dem Essen trinke ich 1–2 Gläser Wasser, dann ist schon mal was im Magen. Gut ist auch, vor dem Hauptgericht einen Salat oder eine Suppe zu essen. So hat man schon mal ein Sättigungsgefühl bevor es zum Hauptgang geht. Dann ist es leichter, von den Beilagen nur ganz wenig zu nehmen und vernünftige Mengen zu essen.

Viele Kleinigkeiten haben mir geholfen, meine alltägliche Kalorienbilanz runterzuschrauben. Beispielsweise Frischkäse statt Butter zu nehmen, oder die fettarme Milch statt Vollmilch zu verwenden usw. Als ich zum Grillen eingeladen wurde, habe ich mir vom Gastgeber Putensteak oder Huhn gewünscht. Um den Salat habe ich mich selbst gekümmert und mitgebracht. Grillsoßen, Ketchup und so Zeug sind natürlich tabu. Bei Einladungen, zum Beispiel zum Fußballgucken oder so, wenn alle Chips, Süßigkeiten oder Knabbereien essen habe ich in der Reha einen guten Tipp gehört: Man kann zum Beispiel Gemüse-Sticks und einen Quark-Dip dazu mitbringen. **Jeder muss für sich ausprobieren, was funktioniert und was nicht.**

Am Anfang habe ich auch den Käse fettarm eingekauft. Mittlerweile gestatte ich mir da durchaus Ausnahmen. Denn das Abnehmen, bzw. mittlerweile das Gewicht zu halten, funktioniert bei mir auch so ganz gut. Hier kommt es – wie so oft – auf die Menge an. Wenn ich im Restaurant esse, lass ich die Pommes und Soßen weg. Panade vermeide ich auch. Statt Lyoner kaufe ich nun Geflügelwurst.

Das alles sind viele gute Tipps, die in der Summe den Unterschied machen können, ob jemand fettleibig ist oder nicht.

Ich habe circa 58 Kilo abgenommen. Ich gebe zu, es ist manchmal eine Qual. Oft habe ich Gelüste oder sogar Hunger. Ich weiß aber, dass es sich lohnt konsequent zu bleiben. Ich weiß auch, dadurch, dass ich so lange über die Maßen gegessen habe, habe ich kein normales Verhältnis zum Essen. Das gilt vor allem für **Süßigkeiten, Chips, Kuchen, Fastfood, Süßgetränke und so weiter.**

Da ist bei mir Suchtgefahr!

Sind deine Ausreden wirklich wichtiger, als deine Gesundheit?

„Die Diagnose Diabetes gab mir die Chance ..."

Ich lasse es deshalb ganz bleiben. So wie ein Alkoholiker die Finger ganz vom Alkohol lassen muss, so muss ich die Finger von diesen Genussmitteln lassen. Ich traue mir da selbst nicht über den Weg und befürchte, wenn ich wieder mit einem Stück Kuchen oder Schokolade anfange, dass ich dann erneut kein Ende finde. Besser ich lasse es ganz.

Desserts und Getränke mit Zucker lasse ich grundsätzlich weg.

Ich weiß einfach, dass ich mich nicht im Griff hätte. So wie andere Leute mal EIN Stück Kuchen essen oder nur VIER Rippchen Schokolade essen – das würde bei mir nicht funktionieren.

Gelüste ignoriere ich konsequent. Ich lass das nicht an mich ran und weigere mich, derartiges zu essen. Auch wenn ich eingeladen bin. **Dadurch dass ich sowas nicht mehr einkaufe, stellt sich auch nicht die Frage, ob ich abends vor dem Fernseher schwach werde. Es ist nichts da. Fertig!**
Die ersten Monate waren hart, die Umstellung war radikal. Aber es hat sich gelohnt! Meine Lebensqualität hat um ein Vielfaches zugenommen. Abgesehen davon, dass ich fast 58 Kilo abnahm, haben sich alle meine Blutwerte normalisiert.

Ich habe keinen Diabetes mehr, muss kein Insulin mehr spritzen und brauche auch keine Tabletten mehr. Mein Blutdruck hat sich normalisiert. Ich bin viel fitter, agiler und beweglicher als vorher. Früher war schon das Bücken oder Treppensteigen ein Problem. Wann immer möglich habe ich das Treppensteigen mit dem Fahrstuhl umgangen oder mich unter Schmerzen hoch- oder runtergequält. Heute kann ich Treppenstufen mit Leichtigkeit überwinden.

Manche alltägliche Dinge sind auf einmal ganz leicht geworden. Zum Beispiel die Hausarbeit. Ich bin überhaupt deutlich leistungsfähiger als vorher.

Wobei mir in meiner dicken Zeit nicht im vollen Umfang bewusst war, wie stark ich im Vergleich zu Normalgewichtigen eingeschränkt war. Ich habe halt vieles mühsam oder sogar schmerzhaft empfunden.

Das Meiste habe ich aber auch von vornherein gelassen und nie ausprobiert, weil mir einfach JEDE Bewegung zu viel war. Mir wird erst jetzt, seit ich eindeutig beweglicher bin, bewusst WIE unbeweglich ich vorher war! Neulich war ich sogar mal mit Freunden wandern. Das wäre mir mit meinen

155 Kilo damals nicht im Traum eingefallen, so etwas Bewegungsintensives freiwillig zu tun. Ich konnte mir damals gar nicht vorstellen, dass Bewegung Spaß machen kann.

Nach wie vor bin ich aber nicht sportlich. Die Gewichtsabnahme erfolgte fast ausschließlich über die Ernährungsumstellung. Wobei ich eine Arbeit habe, bei der ich auch körperlich arbeiten muss. Von Beruf bin ich Lagerarbeiter und stehe hauptsächlich. Ich muss auch einiges an Gewicht rumwuchten und Maschinen bedienen. Die Arbeit fällt mir nun viel leichter. Ich frage mich heute oft, wie ich mit über 150 Kilo meine Arbeit damals geschafft habe. Oft bin ich durch die Lagerhalle gehumpelt und hatte an beiden Knien Schmerzen. Die Arthrose ist natürlich nicht ganz weg, aber sie ist viel weniger spürbar. Nur bei sehr großer Belastung merke ich sie noch.

Früher habe ich mich durch den Arbeitsalltag gequält, jeder Schritt war ein Schmerz. Das ist jetzt vorbei. Überhaupt habe ich nun viel weniger Schmerzen als früher.

> Es braucht nur einen Menschen, dein Leben zu verändern:
> DICH!

Die Gewichtsabnahme hat bei mir zu vielen gesundheitlichen Verbesserungen geführt. An dieser Stelle möchte ich betonen, dass die Gewichtsabnahme nicht mein ursprüngliches Ziel war. Ich wollte aber unbedingt meinen Diabetes in den Griff bekommen. Die Folgeerkrankungen der Zuckerkrankheit, die mir im Krankenhaus aufgezeigt wurden, wollte ich auf keinen Fall bekommen!

Das Abnehmen war sozusagen der positive Nebeneffekt, weil ich mich konsequent so ernährt habe, wie es erforderlich war, um den Diabetes in den Griff zu bekommen. Dass sich damit auch meine anderen gesundheitlichen Probleme wie die Fettleber und die Arthrose deutlich gebessert haben ist natürlich prima.

Echt schön ist auch die Anerkennung, die ich nun von allen Seiten erfahre. Natürlich sehe ich nun viel besser aus. Freunde, Verwandte, Kollegen und Bekannte staunen, wie konsequent ich bin und bewundern die Disziplin mit der ich das durchgezogen habe. Das tut schon gut und ist auch eine Art Belohnung!

Kleidung finde ich nun auch in normalen Geschäften und alles sieht gut aus. Hing früher der halbe Bauch raus, weil das T-Shirt immer zu knapp war, bin ich jetzt einfach richtig angezogen.

Hobbys machen jetzt viel mehr Spaß, weil ich fitter bin. Zum Beispiel Go-Kart fahren. Oder Freizeitparks. Ich liebe es, in Freizeitparks zu gehen. Zu meiner adipösen Zeit durfte ich bei vielen Fahrgeschäften nicht rein, weil da oft 120 Kilo die Obergrenze waren. Mir ist auch schon passiert, dass ich eine Stunde in der Warteschlange anstand um Achterbahn zu fahren und als ich endlich dran war, war es nicht möglich den Sicherheitsbügel zu schließen! Ich musste also vor den Augen aller anderen Fahrgäste wieder aussteigen und jemand anderem meinen Platz überlassen. Und ich hatte umsonst eine Stunde angestanden – für nichts! In solchen Situationen bin ich dann zum nächsten Essensstand getrabt und habe mich mit Essen getröstet. Heutzutage kann ich bei allen Fahrgeschäften mitfahren und ich habe viel Spaß dabei.

Ich bin am Überlegen, ob ich mir ein Fahrrad anschaffen soll. Mein altes Fahrrad ist vor vielen Jahren unter mir zusammengebrochen. Mal sehen, ich habe mich noch nicht durchgerungen. Bei der Reha haben sie empfohlen, nicht mit dem Auto einzukaufen, sondern das zu Fuß oder mit dem Fahrrad zu erledigen. Dann ist man nicht so sehr in Versuchung große Mengen einzukaufen. Besser also 3–4-mal wöchentlich kleinere Einkäufe, als einmal die Woche einen Großeinkauf machen. Da verliert man allzu leicht den Überblick und hat dann oft viel zu viel Essen zu Hause.

Ein weiterer Tipp, den ich auch gut finde, ist: immer weiter weg parken. Oder für Leute, die mit öffentlichen Verkehrsmitteln unterwegs sind: ein, zwei Haltestellen früher aussteigen. So hat man einfach zwangsläufig mehr Bewegung, auch als Sportmuffel. Schließlich verbraucht JEDE Bewegung Kalorien.

So wie ich jetzt bin, fühle ich mich wohl, ich bin happy mit meinem Gewicht. Und ich erfahre sehr viel Anerkennung und Zuspruch von allen Seiten. Selbstverständlich mache ich nun regelmäßig einen Check-up beim Hausarzt. Es ist alles im grünen Bereich. Regelmäßige Arztbesuche sind für jemand, bei dem Diabetes diagnostiziert wurde, absolut nötig. Übrigens sind auch meine Sehstörungen verschwunden. Ich brauche keine Brille mehr, sehe wieder 100%ig gut. Zum Augenarzt gehe ich nun regelmäßig und lasse alles kontrollieren.

Es gibt die Möglichkeit der Diabetikerschulung und der Ernährungsberatung für Betroffene. Vielen meiner Mitpatienten hat das sehr geholfen. Von Experten wird ein langsames Abnehmen empfohlen. Wichtig ist, sich nicht unter Druck zu setzen, aber kontinuierlich dranzubleiben.

In der Reha haben wir auch über **Rückfälle** gesprochen. Die Therapeutin dort sagte, **dass man sich nach einem Essanfall nicht bestrafen soll.** Das führt nur zu schlechten Gefühlen und diese Gefühle will man dann womöglich durch noch mehr Essen „wegmachen". **Besser sei es, schnellstmöglich „wieder in die Spur zu kommen". Also wieder so zu essen, wie es für die eigene Gesundheit am besten ist.** Das fand ich gut, dass man nicht verurteilt wurde, wenn man schwach geworden war. Sondern dass gefragt wurde:

„Was kann jetzt helfen, wieder vernünftig zu essen?
Wie kann es gut weitergehen?"

Ein Rückfall heißt also nicht, dass jetzt alles zu spät ist! Ich werde trotzdem mein Möglichstes tun, es nicht leichtsinnig zu einem Rückfall kommen zu lassen. Denn sicher ist es leichter „gleich in der Spur zu bleiben", als später mühsam – wahrscheinlich mit angeknackstem Selbstwertgefühl – wieder „in die Spur zu kommen".

Ich vermisse schon vieles und ich erlebe es auch oft als Verzicht. Es geht mir aber gesundheitlich so viel besser und die Lebensqualität ist so deutlich angestiegen, dass ich nicht mehr zurück will! Ich weiß, wenn ich wieder mit den Genussmitteln anfange, kommt es schnell zum alten Lied. Da brauche ich mir nichts vorzumachen. Mein Leben ist mir echt zu schade, mir da selber was vorzugaukeln. Ich bin froh, dass ich meine Ernährung in den Griff bekommen habe, denn jedes Kilo zählt! Als ich mit dem

Rauchen aufgehört habe, war das knallhart. Doch ich muss sagen, Disziplin in punkto Essen zu lernen war für mich deutlich schlimmer!!!
Und trotzdem **ist unterm Strich der Gewinn viel größer als der Verzicht.** Früher war ich glücklich durch das Essen. **Das ZUVIEL hat mich aber krank gemacht.** Heute bin ich glücklich – UND gesünder. Ich bin auch viel selbstbewusster geworden. Es ist jeden Tag schwer für mich, trotzdem halte ich weiter mein Gewicht – **weil es gut für mich ist.** Früher war ich es mir nicht wert, so viel Durchhaltevermögen und Disziplin aufzubringen. Heute schon. Ich behaupte nicht, dass es leicht ist. Aber es ist besser und gesünder für mich.

> Ein Diamant ist ein Stück Kohle, das Ausdauer hatte.
>
> (Louis Tiffany)

Die gesundheitlichen Auswirkungen, wenn ich meine Ernährung nicht umgestellt hätte, hätten auf Dauer viel mehr Verzicht, Schmerzen, dauernde Medikamenteneinnahme mitsamt ihren Nebenwirkungen, wer weiß welche Operationen, Kosten und insgesamt VIEL mehr Einschränkungen als jetzt eingefordert!

Da will ich mir nichts mehr vormachen. Das habe ich viel zu lange getan und mit dieser Ignoranz meinem Körper allerhand zugemutet. **Mein Körper hat mir die rote Karte gezeigt. Ich bin froh, dass ich noch rechtzeitig die Kurve gekriegt habe.** Das werde ich mir nun nicht durch Rückfälligkeit in meine alten Essgewohnheiten wieder kaputt machen.

Natürlich ist es jetzt nicht mehr sooooo schwer, wie am Anfang. Ich habe mich an die kleinen Portionen gewöhnt. Ich weiß, dass ich es aushalten kann, bis zur nächsten Mahlzeit, auch wenn der Magen knurrt und mich die Gelüste plagen. Ich weiß, wie ich mich dann mit Wasser und ungesüßtem Tee über die Runden retten kann und dass das funktioniert.

Man muss es halt machen! Dann funktioniert es auch. Sehr hilfreich ist für mich die Struktur mit den zwei Mahlzeiten um 10 Uhr und um 18 Uhr. Die Menschen sind unterschiedlich. Was für mich passt, geht für einen anderen vielleicht gar nicht. Da **muss halt jeder für sich das finden, was für ihn stimmig ist und auf lange Sicht funktioniert.**

Ich bin schon auch stolz auf meine Standhaftigkeit. **Wenn der Verzicht mich quält, denke ich daran, was mir alles erspart bleibt, seit ich mich gesünder ernähre.** Nicht nur die Begleiterscheinungen der Zuckerkrankheit wie zum Beispiel Insulin spritzen, ständiges Piksen und Testen, um eventuellen Über- und Unterzucker im Blick zu behalten, immer das Besteck dabei haben müssen und vieles mehr.

Die Folgeerkrankungen und Schmerzen, die ich nun abwenden konnte, motivieren mich täglich.

Täglich verdeutliche ich mir, was alles besser geworden ist. Da fällt mir doch einiges ein! In der Summe kann ich sagen, ich habe Glück gehabt mit der Krankheit, denn sie hat mir zu einem neuen Leben verholfen. Ich möchte allen Mut machen, dass man es schaffen kann abzunehmen – und wenn es nur 5 oder 10 Kilo sind. Aus eigener Erfahrung kann ich sagen, dass sich jedes Kilo lohnt!

Mir immer wieder klar zu machen, warum ich meine Ernährung umgestellt habe, hilft mir durchzuhalten. Die Gewichtsreduktion hat mich zu einem neuen Menschen gemacht. Es ist, als ob ich ein zweites und besseres Leben geschenkt bekommen habe! Ich wünsche jedem, der abnehmen möchte viel Erfolg und ein gesundes und langes Leben!

Dorothée, 47 Jahre

"Kein Kuchen ist auch keine Lösung!"

Bis Mitte Dreißig hatte ich mir nie Gedanken um mein Gewicht gemacht. Ich ging damals drei bis vier Mal die Woche tanzen und hatte keine Gewichtsprobleme. Im Laufe der Jahre wurde das mit dem Tanzen weniger, ich wurde älter und so langsam aber sicher legte ich an Gewicht zu.

2008 – ich wog damals 70 Kilo bei einer Körpergröße von 1,64 m – beschloss ich, dass es jetzt zu viel ist. Ich meldete mich bei einem Ernährungsberatungskurs an und besuchte diesen 10-mal. Jede Woche traf sich dort eine Gruppe von Menschen, die abnehmen wollten. Der Kurs kostete um die 200 Euro. Die Krankenkasse hat mir aber im Nachhinein den Großteil der Gebühr zurückerstattet.

Der Kurs basierte damals auf der Low-Fat-Theorie. Der Fettanteil der Nahrung sollte also begrenzt werden und meine Ernährung dadurch fettärmer werden. Es gibt ja zwischenzeitlich zum Teil sehr widersprüchliche Studien zu Low-Fat- und auch zu Low-Carb-Diäten. Es scheint so zu sein, dass die Ernährungsform individuell zu einem passen muss, sonst ist es zum Scheitern verurteilt.

Für mich ist die Low-Fat-Ernährungsweise aber genau das Richtige, ich kann damit relativ viele Kohlenhydrate essen. Vor allem in Verbindung mit Sport funktioniert diese Ernährungsweise bei mir sehr gut. Sport muss dann allerdings sein, sonst werden die Kohlenhydrate nicht ausreichend verbrannt und sie landen als Pölsterchen auf den Hüften.

Ich lernte im Kurs unter anderem, dass man als Frau mit meiner Statur nicht mehr als 60 g Fett täglich zu sich nehmen soll. Als Mann mit normaler Statur soll es nicht mehr als 80 g Fett pro Tag sein. Außerdem müssen es natürlich möglichst gute Fette sein. Laut Wikipedia (abgerufen im September 2018) nimmt die deutsche Bevölkerung aktuell übrigens im Durchschnitt pro Kopf täglich mehr als 100 g Fett pro Person zu sich! Und oft sind es auch noch die falschen Arten. Für mich war es sehr wichtig, in dem Kurs grundlegendes Ernährungswissen vermittelt zu bekommen.

Ich bin eine von der Süßen-Fraktion. Also auf Kuchen, Kekse, Schokolade, Eis und so kann ich nur schwer verzichten. Ich lebe eher nach dem Motto, das auch an meiner Kühlschranktüre hängt:

> Kein Kuchen ist auch keine Lösung!

Doch ich war bereit zu lernen, wie ich mich insgesamt vernünftiger ernähren konnte, ohne gänzlich auf Kuchen und Co verzichten zu müssen.

Im Ernährungskurs wurde zunächst bei allen Kursteilnehmern der Ist-Zustand festgestellt. Das heißt: jeder hat erstmal ein Ernährungsprotokoll über zwei Wochen erstellt und alles aufgeschrieben, was wir täglich gegessen und getrunken haben.

Dazu habe ich alles abgewogen und abgemessen. Das ist mühsam, aber nötig, sonst kann man sich ganz schön verschätzen! Ich lernte auch beim Einkaufen darauf zu achten, was genau drin ist in den Lebensmitteln. Also hab ich immer auf der Verpackung die Nährstoffe nachgelesen. Das ist nur am Anfang aufwändig. Im Laufe der Wochen bekommt man dann ein gutes Gefühl für die Nährstoffe und man muss später nicht mehr alles nachlesen, abwiegen usw. Dann kann man das mit etwas Erfahrung ganz realistisch einordnen.

Am Anfang war ich doch oft überrascht, wie hoch der Fettanteil von manchen Lebensmitteln ist. Ein paniertes Schnitzel hat z. B. schon ungefähr 35 Gramm Fett. Wenn ich nur 60 Gramm täglich essen darf, überlege ich mir also schon, ob das Schnitzel nun das Richtige für mich ist. Oder eine Bratwurst hat rund 30 Gramm Fett. Da entscheide ich mich dann doch lieber für ein Putenschnitzel ohne Panade, das in etwa 5 Gramm Fett hat. Dann kann ich möglicherweise sogar noch ein Stück Kuchen zusätzlich essen.

Im Kurs damals haben wir kaum Kalorien gezählt und auch nicht so auf die Kohlenhydrate geguckt. Außer bei den 150 Gramm Luxuskalorien, die jeden Tag erlaubt waren. Da war es dann doch nötig, die Kalorien immer im Blick zu haben. Ein bis zwei Kekse – je nach Keks – wären zum Beispiel in etwa 150 Luxuskalorien. Oder ein kleiner Schokoriegel á 20 g. Oder 25 Gramm Chips. Die Luxuskalorien sind also immer sehr bescheidene Mengen, da meist sehr fett- und/oder zuckerhaltig und entsprechend kalorienreich. Aber immerhin sind sie mit der richtigen Ernährungsweise überhaupt drin.

Ich konnte mir nämlich auch in den Monaten, als ich abnahm, nicht vorstellen, ganz auf Süßes zu verzichten. Süßes esse ich täglich in kleinen Mengen, am besten direkt nach dem Mittagessen oder dem Abendessen. Oft sind es zwei Stückchen Zartbitterschokolade oder ein Keks.

Auf anderes konnte ich ganz leicht verzichten. Beispielsweise auf Butter unter dem Brotbelag. Da nehme ich jetzt eher Frischkäse, wenn überhaupt. Butter esse ich nur noch, wenn sie irgendwo drin ist, also zum Beispiel in Kuchen oder Keksen. Wurst esse ich gar keine mehr. Seit ich weiß, wie fetthaltig die meisten Wurstsorten sind, ist mir das diese Kaloriensünde einfach nicht mehr wert. Ich nehme nun Schinken, Putenbrust oder Käse als Brotbelag.

Fett ist auch ein Geschmacksträger. Bei mir hat sich der Geschmackssinn im Laufe der Monate verändert. Früher habe ich Nougat geliebt. Jetzt ist mir das viel zu süß und schmeckt mir gar nicht mehr. Auch Eis mit Fettglasur muss jetzt nicht mehr sein, es schmeckt mir nicht mehr so gut, dass es mir das wert wäre, so viele Kalorien deshalb zu mir zu nehmen. Es gibt ja auch fettärmere Alternativen, die mir durchaus auch schmecken.

Heutzutage ist es sehr leicht im Internet auf Kalorienrechner und auch per Smartphone und diversen Apps schnell auf Ernährungswissen zuzugreifen. Ich nutze das oft und bin hinterher schlauer. Entsprechend fettarm wird dann eingekauft und gegessen.

Die Süßigkeiten und Kuchen, die ich jetzt noch zu mir nehme, genieße ich sehr. Der Genuss hat mit dem Reduzieren der Süßigkeiten interessanterweise sogar zugenommen. Es gibt ja in dem Sinne auch keine Verbote bei meiner Ernährungsweise. Lediglich bei der Menge darf es nicht zu viel sein. Denn die Menge macht das Gift.

Mein Mann trinkt täglich mindestens 1–1,5 Liter Cola, was ihm enorme Gewichtsprobleme verursacht. Ich verzichte nicht gänzlich darauf, beim Abendessen trinke ich einen Schluck, das reicht völlig. Mehr davon zu trinken, ist mir der Preis, den es mich kosten würde – in Form von unnötigen Kilos – nicht wert.

Ich hatte 2008 durch diese Low-Fat-Ernährungsweise innerhalb eines dreiviertel Jahres 10 Kilogramm an Gewicht verloren Es gab dann im Laufe der letzten zehn Jahre Gewichtsschwankungen, die ich bis zu einem gewissen Punkt toleriere. Ich wiege mich fast täglich. Wenn das Gewicht niedrig ist, erlaube ich mir auch mal ein Stück Kuchen mehr. Wenn es an der Obergrenze ist, steuere ich dagegen sowohl mit dem Essen als auch beim Sport.

Kalorien zähle ich nicht. Ich habe aber durch den Ernährungskurs und zwischenzeitlich über 10 Jahren an Erfahrung mit dieser Ernährungsweise ein realistisches Bewusstsein entwickelt, was für mich geht und was nicht geht.

Ich habe auch Dinge gelernt, die ich vor dem Kurs einfach nicht wusste. Und ich habe gelernt, wie ich diese Erkenntnisse in meinem Alltag umsetzen kann. Mit Lebensmitteln, die sicher ganz gesund sind, aber sehr viel Fett haben, wie beispielsweise Avocado, muss ich entsprechend umgehen. **Wenn ich das esse, kann ich halt vieles andere nicht essen, damit die Kalorienbilanz am Ende des Tages in etwa stimmig ist. Obst hat oft sehr viel Zucker, das muss ich berücksichtigen. Mehr als zwei Stück Obst am Tag geht nicht.**

Kalorien sind kleine Tiere,

die nachts die Kleidung enger nähen.

(wunderweib.de)

Gemüse und Salat kann ich so viel essen, wie ich will. Hier muss ich die Menge des Salatöls und eventuelle Zutaten wie Schafskäse etc. im Blick behalten, damit der Salat nicht zu reichhaltig wird. Salat heißt nicht gleich kalorienarm! Diese Dinge muss man am Anfang lernen, mit der Zeit geht einem das dann in Fleisch und Blut über. Nach einigen Wochen macht einem das dann auch keine Mühe mehr, weil man weiß, was Sache ist und man sich ja auch nicht selbst was vormachen will. Sonst funktioniert das Abnehmen nicht!

Light Produkte sind auch nicht unbedingt empfehlenswert, obwohl sie meist fettarm sind. Diese Produkte enthalten dann oft viel zu viel Zucker und alle möglichen Zusatzstoffe, die keineswegs gesund sind.

Ich habe auch gelernt, dass Fett nicht schlecht sein muss. Als Frau sollte ich täglich um die 60 g Fett täglich essen. Das ist nötig für viele Funktionen im Körper. Beispielsweise damit der Körper gewisse Vitamine überhaupt aufnehmen kann. Es müssen aber unbedingt die richtigen Fette sein! Ich benutze vor allem gutes Olivenöl, auch Leinöl, Rapsöl und Walnussöl ist vorzuziehen.

Die Ernährungsweise an meinen Berufsalltag anzupassen ging sehr leicht. Ich habe mir angewöhnt gesund zu frühstücken. Ich esse einen Haferkleienbrei mit Milch und Trockenfrüchten und frischem Obst zum Frühstück. Der hilft auch gegen meine Probleme, die ich öfter mal mit Verstopfung habe. Außerdem macht der Haferkleienbrei richtig lange satt. Damit komme ich bis zur Mittagspause über die Runden und ich esse nichts zwischendurch.

In der Mittagspause esse ich ein belegtes Vollkornbrot, das ich von zu Hause mitnehme. Meist belege ich es mit Schinken, Putenbrust oder mit Käse. Anschließend gönne ich mir noch meine Luxuskalorien, also etwa einen Keks oder auch mal einen kleinen Schokoriegel.

Im Laufe des Nachmittags esse ich im Büro noch ein Stück Obst, meist einen Apfel. Das kann aber auch mal ein Quark oder ein Joghurt sein.

Ein warmes Abendessen gibt es bei uns spätestens um 18 Uhr, da habe ich dann oft richtig Hunger. Anschließend esse ich auch da ein bisschen was Süßes, beispielsweise ein Stückchen Schokolade. Mein Mann und ich haben einige Mahlzeiten in unseren Alltag integriert, die ich im Kurs gelernt habe. Und natürlich haben wir ein Kochbuch mit Low-Fat-Rezepten angeschafft. Zum Beispiel gibt es häufiger mal einen leckeren Rinder-Hackfleischauflauf oder einen Makkaroni Auflauf mit Blumenkohl. Auch Fisch mit Gemüse und Salzkartoffeln oder Kartoffelpüree gibt es öfter mal. Im Laufe der Zeit kristallisierten sich so Lieblingsessen heraus, die wir beide mögen und die sehr fettarm sind. Am Anfang heißt das, alles abwiegen, abmessen, ausrechnen usw. Wenn man das Gericht dann ein paar Mal gekocht hat, weiß man aber, wieviel von welchen Zutaten man zu nehmen hat und die Abwiegerei ist kaum noch nötig.

Mein Mann ist ein gutes Beispiel für den Jo-Jo-Effekt. Als ich 2008 den Kurs machte, zog er mit und aß ähnlich fettarm wie ich. Auch seine Cola-Sucht hatte er damals im Griff. Er nahm auf diese Weise ganz ordentlich ab. Seit einigen Jahren allerdings isst er zwar die gleiche Hauptmahlzeit wie ich am Abend, trinkt aber wieder fürchterlich viel Cola und leider isst er auch spätabends auf dem Sofa meist salziges Zeug wie Chips, Flips, Nüsse und so. Entsprechend hat mein Mann wieder zugenommen und wog bis vor einigen Monaten leider über 100 Kilogramm. Und das, obwohl wir wirklich fast täglich gesund kochen!

Also die warme Hauptmahlzeit ist nicht unbedingt der Grund, wenn jemand zunimmt! Das ganze überflüssige und oft schädliche Essen und Trinken zwischendurch, vor allem spätabends, führen vielmehr zu der Gewichtszunahme. Mein Mann hat vor einigen Monaten dann wieder angefangen, Disziplin zu halten und hat zum Zeitpunkt dieses Interviews schon wieder 7 Kilo abgenommen. Er diszipliniert sich derzeit sowohl mit Ernährung als auch durch Sport.

Mir ist wichtig, dass ich mich bei den Hauptmahlzeiten richtig satt esse und danach eine Kleinigkeit Süßes naschen darf. Und dass ich mir ab und zu mal ein Stück Kuchen erlauben kann. An Tagen mit viel Sport sogar mehr.

Die Zwischendurch-Esserei und das Futtern auf dem Sofa am Abend geht gewichtstechnisch für mich gar nicht! Das gilt übrigens genauso für flüssige Kalorien. Daran habe ich mich nun auch gut gewöhnt. Wenn ich das nicht getan hätte, dann wäre ich heute nicht schlank, soviel steht fest.

Ich halte mich an meinen Essensrhythmus. Während der Arbeitswoche halte ich mich an die Pausen und esse dazwischen nichts. Der Körper gewöhnt sich ja auch an diesen Rhythmus und verlangt dann ungefähr zu diesen Zeiten nach Nahrung. Ich finde das ganz praktisch und übernehme diesen Rhythmus auch in etwa am Wochenende oder im Urlaub wann immer möglich. Mir hilft das, um „in der Spur" zu bleiben und dass es nicht zu oft Ausreißer gibt. Ausnahmen sind aber ab und an in Ordnung.

Ich denke, dass es leichter ist, seine Essgewohnheiten umzustellen, wenn man noch halbwegs im normalgewichtigen Bereich ist, also wenn man noch kein heftiges Übergewicht hat. Weil man da meist noch einigermaßen vernünftig unterwegs ist, was die Ernährungsgewohnheiten angeht und man nur ein paar Sachen ändern muss, um wieder in der richtigen Spur zu sein. Wenn man sich sehr viele schlechte Ernährungsweisen angewöhnt hat, muss man halt auch viel mehr ändern und gegensteuern, damit die Gewichtsabnahme klappt. Und dass man das neue Gewicht dann auch halten kann.

Früher bin ich ja mehrmals die Woche tanzen gegangen. Als ich Anfang Dreißig war, nach der Trennung von meinem damaligen Partner, hat sich das Tanzen reduziert. Zeitgleich nahm ich zu. Daraufhin begann ich joggen zu gehen. Ich erhoffte mir unter anderem durch das Joggen mein Gewicht wenigstens halten zu können. Das war aber nicht der Fall, ich legte kontinuierlich an Pfunden zu. Allerdings wusste ich damals noch nicht, wie wichtig es ist, regelmäßig und im richtigen Tempo zu laufen, um auch einen Abnehmeffekt zu erzielen.

Sport hilft zwar, abzunehmen, ist aber nicht zwingend nötig. Natürlich ist Bewegung gesund und sicher jedem im Rahmen seiner Möglichkeiten, egal welchen Alters und welcher Gewichtsklasse, zu empfehlen. Von dem Arzt Dietrich Grönemeyer, gibt es den coolen Spruch, den ich mal bei einem Vortrag von ihm gehört habe:

Turne bis zur Urne

Nichtsdestotrotz ist es für das Abnehmen viel leichter, die Ernährung umzustellen, als aus einem Sportmuffel eine Sportskanone zu machen. Das würde auf Dauer sowieso nicht funktionieren, schließlich kann keiner aus seiner Haut raus.

Des Weiteren besteht die Gefahr, dass die Leute es ziemlich überschätzen, wieviel Kalorien sie durch den Sport verbraucht haben. Viele denken, sie dürften nun bei Essen und Trinken richtig zulangen, weil sie sich ein bisschen bewegt haben und nehmen so womöglich mehr Kalorien auf, als sie verbraucht haben. Das heißt, sie nehmen zu, obwohl sie sich sportlich betätigt haben.

Vor einiger Zeit, als ich mit Gewichtsschwankungen zu kämpfen hatte, habe ich mit Nordic Walking angefangen. Es fehlte aber wieder an der Regelmäßigkeit und oft bin ich auch nur eine halbe Stunde gelaufen. Also zu kurz, um in den Fettverbrennungsbereich zu kommen.

Beim Nordic Walking ist es viel besser eine ganze Stunde zu laufen, statt eine halbe Stunde. Auch die Regelmäßigkeit ist wichtig. Ich empfehle Abnehmwilligen unbedingt, sich das entsprechende Wissen anzueignen, vielleicht in einem Kurs mit Anleitung. Zum einen, damit man die Sportart richtig ausführt und außerdem, damit man realistisch einschätzen kann, wieviel Kalorien tatsächlich verbraucht werden.

Zurzeit mache ich einen fünf Monate dauernden Kurs zur Laufvorbereitung für einen Drittelmarathon, also 14 Kilometer, für den Baden Marathon. Da habe ich nun auch gelernt, wie wichtig es ist, im richtigen Tempo und in der richtigen Pulsfrequenz zu laufen. Ich laufe nun, unter Anleitung, viel langsamer, als ich das früher gemacht habe. Das Motto bei dem Baden Marathon Laufvorbereitungskurs ist:

Lieber – länger – langsam (laufen)

So schafft es der Körper dann auch im Fettverbrennungsbereich zu laufen. Seit ich das mache, konnte ich die Gewichtsschwankungen ganz leicht korrigieren. Ich halte nun mein Gewicht ohne Ausreißer nach oben und kann das ein oder andere Stück Kuchen zusätzlich genießen.

Wenn man durch Sport Muskeln aufgebaut hat, hilft die Muskelmasse auch, mehr Kalorien zu verbrauchen. Und wie gesagt, die Regelmäßigkeit ist ganz wichtig! Wenn ich mal zwei Wochen keinen Sport gemacht habe, merke ich sofort, dass meine Muckis schwinden. Meine Luxuskalorien muss ich dann reduzieren, sonst lege ich an Pfunden zu.

Ganz toll finde ich beim Laufen, dass es fast nichts kostet: Außer gute Laufschuhe und Sportkleidung braucht man nichts dazu. Es ist auch sonst kein aufwändiger Sport: rein in die Laufschuhe und los geht's.

"Kein Kuchen ist auch keine Lösung!" 63

Ich muss nicht unbedingt wo hinfahren, ich muss keine Sporttasche packen usw.

Mir persönlich hilft ein Trainingspartner, um meine Lauftermine einzuhalten. Beim Nordic Walking habe ich eine Vierer-Laufgruppe. Wobei nur einer davon richtig zuverlässig ist, die beiden anderen sagen doch oft ab. Aber dann sind wir immerhin zu zweit. Mir hilft das, meinen inneren Schweinehund zu überwinden, falls der sich mal rühren sollte. Der hat aber mittlerweile schon längst kapiert, dass das nicht viel nützt. Wenn montags laufen ist, dann ist laufen. Regen, zu heiß, es zwickt irgendwo – alle diese 1000 Ausreden gelten nicht.

Auch Apps helfen mir, mich zu motivieren. Ich sehe dann, was ich geleistet habe, sehe meine Steigerung in der Leistung vom Anfang bis zum jetzigen Stand. Das macht mich stolz. Es hilft mir auch, meinen inneren Schweinehund in die Schranken zu verweisen.

Es gibt keine geheimen Tricks beim Abnehmen. Die Erfolgsformel lautet: Wer abnehmen will muss konsequent mehr Energie verbrauchen, als er zu sich nimmt. Ein ausdauerndes Trainingsprogramm in Kombination mit einem bewussten Ernährungsverhalten garantiert den Erfolg. (Vgl. Baur, Thurner 2007 S. 138)

Apropos innerer Schweinehund: 2008 bei dem Ernährungskurs haben wir ein Bild von einem inneren Schweinehund gebastelt. Ich hatte da so ein ganz kleines süßes Hündchen gewählt. Mir hat das total geholfen, das Schweinehündchen immer wieder anzugucken. Er war einfach viel zu klein und zu süß, um mich vom Sport abzuhalten. Bei dem Foto war völlig klar, dass ich hier das Sagen habe und nun bestimme, dass ich mich bewege und was für meine Gesundheit tue. Kann sein, dass manch einer das lächerlich findet. Mir hat es jedenfalls geholfen. Da muss vermutlich jeder seine Tricks entdecken, die er hilfreich findet, damit er das Nötige tut, auch wenn es gerade mal unbequem ist.

Wenn man mit mehreren Menschen Sport macht, darf man sich auf keinen Fall mit den extremen Leuten vergleichen. Es gibt auch bei uns im derzeitigen Vorbereitungskurs für den Marathon echte Lauf-Junkies. Da kann man schon Komplexe kriegen. Aber ich muss dennoch so laufen, dass ich mich wohlfühle und es für mich stimmig ist. Ich denke, **für mich ist alles besser, als auf dem Sofa zu hocken**.

Manch einer denkt sich wohl: Du läufst und läufst und ich nehme nicht ab. Na sowas! Da denk ich mir nur: **Selber laufen macht schlank!**

Wie gesagt, ich meine, da muss jeder sein Eigenes finden, das zu ihm passt. Ich will mich bewegen und fühle mich damit wohl. Wer ein Sportmuffel ist, kann aber auch ausschließlich über die Ernährung abnehmen. Jeder ist anders und muss seinen ganz persönlichen Weg finden, wie er abnimmt und sein Wohlfühlgewicht hält.

Thomas, 49 Jahre

„Für mein Übergewicht habe ich mich verachtet"

Über zehn Jahre habe ich sehr unter meinem Übergewicht gelitten. Ich hatte keine Hoffnung mehr, mein Essverhalten jemals wieder in den Griff zu bekommen. **Im Laufe einer schlimmen, lang andauernden beruflichen und privaten Lebenskrise, hatte ich mich zunehmend gehen lassen und begann aus Frust immer mehr und mehr zu essen. Zunächst war die Gewichtszunahme ein schleichender Prozess, der später rasant an Fahrt aufnahm.**

Als ich die Hundertkilogrenze überschritten hatte, habe ich aufgehört, die Waage zu benutzen. Mein Höchstgewicht kann ich deshalb nur schätzen. Ich vermute, es lag bei ungefähr 110 Kilo bei einer Körpergröße von 1,81 m.

Bis zu dieser Lebenskrise, die mich in meiner Identität heftig erschütterte, war ich stets normalgewichtig. Ich habe auch Sport gemacht und war beruflich außerordentlich erfolgreich. Ich war als Aktienhändler tätig und hatte eine leitende Position inne. Mein Beruf begeisterte mich. Er bedeutete mir viel, so machten mir meine 60–70-Stunden-Wochen nichts aus. Ich liebte es, mich mit Wirtschaft, der Börse und allem, was damit zusammenhing zu beschäftigen. Neben meinem Angestelltenverhältnis war ich als Dozent an einer Hochschule tätig.

Doch dann musste ich beruflich eine schwere Enttäuschung einstecken. Ich fühlte mich von meinem Vorgesetzten und dem Vorstand der Bank, bei der ich angestellt war, sehr unfair behandelt. Ich zog die Konsequenzen und kündigte. Finanziell war ich unabhängig. Einige Jahre war ich noch freiberuflich als Dozent tätig. Doch mein Selbstwertgefühl war durch die unfaire Behandlung meines ehemaligen Arbeitgebers stark beschädigt und ich geriet in eine heftige Lebenskrise.

Dazu kamen Probleme in meiner Partnerschaft. Meine damalige Freundin und ich führten seit einigen Jahren eine Fernbeziehung. Sie lebte ungefähr 500 Kilometer entfernt. Mir ging es gut damit. Ich wollte nicht mehr, meine Freundin allerdings schon. Sie wollte zu mir nach Süddeutschland ziehen. Ich hatte seit einer großen Enttäuschung mit meiner allerersten großen

Liebe Probleme, mich auf eine Partnerschaft wirklich einzulassen. Mir machten die Wünsche meiner Freundin nach mehr Nähe und mehr Verbindlichkeit Angst. Ich fühlte mich von ihr bedrängt und wusste nicht, wie ich mit dieser Situation umgehen sollte. Mir wurde das alles zu eng und zu viel!

In dieser Zeit ging es mir nicht gut. Ich aß immer mehr und begann langsam, aber sicher zuzunehmen. Ich achtete nicht mehr auf meine Ernährung und machte keinen Sport mehr. Abends schlich ich durch die Wohnung und plünderte den Kühlschrank. Völlig unvernünftig aß ich dieses oder jenes. Das war kein Genussessen. Ich war dauernd am Essen und hatte jeden gesunden Essensrhythmus verloren. Alle paar Monate brauchte ich neue Hosen, weil der Hosenbund zu eng wurde.

> Wenn man nachts nichts essen soll,
>
> warum gibt es dann Licht im Kühlschrank?
>
> (auf Facebook entdeckt)

Als meine Freundin ernst machte und nach Süddeutschland zog, bin ich abgehauen. Ich ging für ein knappes Jahr nach Südafrika. Ich lebte bei einer Gastfamilie in Kapstadt und besuchte einen Sprachkurs. Zu diesem Zeitpunkt wog ich ungefähr 90 Kilo. Das lag weit über meinem Wohlfühlgewicht und ich fühlte mich damit schrecklich dick und unwohl.

Afrika war eine ganz andere Welt. Mein Leben änderte sich komplett. In einer Gastfamilie geht man nicht einfach nachts an den Kühlschrank. Ich hatte dort wieder regelmäßige Mahlzeiten und passte mich dem Essensrhythmus der Gastfamilie an. Ich lernte jede Menge neuer Leute kennen und hatte eine tolle Zeit in Kapstadt.

Dazu kam, dass schon am dritten Tag mein Auto geklaut wurde und ich sehr viel laufen musste. Dieser Afrikaaufenthalt stoppte also mein Frustessen, das war ein unbeabsichtigter, aber guter Nebeneffekt. Elf Monate später kam ich mit Normalgewicht nach Deutschland zurück.

Meine Berufstätigkeit hatte ich nun komplett aufgegeben. Finanziell hatte ich als Privatier keine Not. Ich kam zurück in die gleiche Wohnung, in das gleiche Umfeld. Mit meiner Freundin war ich nach wie vor zusammen. Sie lebte nun in meiner Stadt. Das war mir jedoch viel zu eng und zu nah, es war mir nicht möglich, mich wirklich auf diese Partnerschaft einlassen. Wir hatten enorme Beziehungsprobleme. Meines Erachtens bin ich bin beziehungsunfähig. Auch von anderen Freunden zog ich mich zurück und habe mich immer mehr abgeschottet. Mein Selbstwertgefühl war schlecht und ich wurde immer deprimierter. Doch ich weigerte mich, therapeutische Hilfe in Anspruch zu nehmen, obwohl meine Freundin oft versuchte, mich dazu zu motivieren.

Die Inspiration, die ich in Afrika erleben durfte, verblasste im Laufe der Zeit. Ich fiel wieder in das alt bekannte Frustessen zurück. Die Gewichtszunahme erfolgte schleichend. **Ich nahm meine alten Gewohnheiten wieder auf, verlor jeden vernünftigen Essensrhythmus und zog abermals Kreise um meinen Kühlschrank.**

Einige Jahre habe ich gegen die Gewichtszunahme angekämpft. Ständig nahm ich zu und wieder ab. Sobald die 90-Kilomarke überschritten war, habe ich wieder weniger gegessen und entsprechend abgenommen. Der Jo-Jo-Effekt holte mich aber jedes Mal ein. Immer wieder bin ich in die Frustesserei gerutscht.

Völlig außer Kontrolle geriet mein Essverhalten in den letzten zwei bis drei Jahren, bevor ich endlich diesen Teufelskreislauf stoppen konnte. Ich hatte resigniert und aß, um nicht zu sagen, fraß, völlig maßlos. Als die Waage über hundert Kilo anzeigte, hörte ich auf, mich zu wiegen. Ich schaute mich nicht mehr im Spiegel an und verdrängte meine massive Gewichtszunahme. In diesen zwei bis drei Jahren betrug die Gewichtszunahme mindestens fünfzehn Kilo, vielleicht auch mehr.

Probleme, die man konsequent ignoriert,

verschwinden nur, um Verstärkung zu holen.

(imgrumweb.com)

Aus heutiger Sicht aß ich in dieser Zeit ungeheure Mengen. Oft habe ich beispielsweise Rabattaktionen beim Bäcker genutzt. So nach dem Motto: drei süße Plunderstückchen für den Preis von zwei. Beim Bäcker hatte ich noch den Vorsatz: „das reicht dann für drei Tage, jeden Nachmittag ein süßes Teilchen zum Kaffee". Doch die Realität sah anders aus. Kaum war ich zur Wohnungstür rein, habe ich die Tüte schon aufgerissen und quasi noch im Mantel das erste Teilchen verschlungen. Noch bevor der Kaffee auch nur fertig war, hatte ich das zweite Teilchen gefuttert. Und das dritte Teilchen erlebte ganz sicher auch den Abend nicht mehr.

Heute weiß ich, je nach Größe, Füllung und Glasur ist jedes süße Teilchen an sich schon fast eine ganze Mahlzeit! Eine Rosinenschnecke mit Glasur bringt es auf ungefähr 470 Kalorien. Ein Nusshörnchen oder eine Puddingbrezel haben in etwa jeweils 400 Kalorien, ein Berliner beherbergt um die 330 Kalorien.

Unzählige Male habe ich einen ganzen Fertigkuchen innerhalb von ein bis zwei Stunden aufgegessen. Meist fing es ganz harmlos mit einem Stück an. Doch dann war keine Ruhe, ständig bin ich in die Küche gelaufen, bis der ganze Kuchen weg war. Häufig habe ich Großpackungen Eiscreme á eineinhalb Liter an einem Abend gegessen. Obendrauf kamen täglich drei bis vier Liter Cola.

Wenn ich überhaupt kochte, dann meist Nudeln. Und zwar ein ganzes Pfund, dazu gab es einen Topf Fertigtomatensoße. Diese Unmenge vertilgte ich an einem einzigen Abend. Oft in zwei Mahlzeiten, eine am frühen Abend, den Rest machte ich mir nachts warm. Damals schien mir das nicht zu viel zu sein.

Zu alledem kam, dass ich mich kaum bewegt habe. Sport hatte ich sowieso völlig aufgegeben, aber auch ein gewöhnlicher Spaziergang wäre mir nicht in den Sinn gekommen. Stattdessen surfte ich den lieben langen Tag sinnlos im Internet herum. Es gab damals keine Hobbys in meinem Leben. Nichts interessierte mich. Ich hatte mich komplett von der Außenwelt zurückgezogen. Sämtliche Kontakte zu Freunden, auch die Kontakte nach Afrika, waren eingeschlafen.

Große Angst hatte ich, dass ich Menschen treffen könnte, die mich noch aus meiner beruflich erfolgreichen Zeit kannte. Ich schämte mich für das, was aus mir geworden war. Ich achtete kaum noch auf Körperpflege, oft war ich wochenlang nicht rasiert. Die Kleidung platze aus allen Nähten. Es war richtig grenzwertig, wie ich damals unterwegs war. Auch mein Haushalt war vernachlässigt.

Ich ging fast nur noch bei Dunkelheit aus dem Haus. Um zu verhindern, dass mich jemand beim Einkaufen erkennen könnte, ging ich nachts einzukaufen. Ein Kaufhaus in der Stadt hatte bis Mitternacht geöffnet. Da bin ich dann immer nach 23 Uhr hin und habe Unmengen eingekauft. So konnte ich sicher sein, weder ehemaligen Mitarbeitern, noch Nachbarn zu begegnen.

Ich schaffte es auch nicht mehr, mir passende Kleidung zu kaufen. Zum Schluss besaß ich nur noch eine ausgeleierte Hose, in die ich reinpasste. Meine Freundin, mit der ich mehr oder weniger immer noch zusammen war, hat mir ab und zu in der jeweils neuen Größe ein XXL-Hemd gekauft. Meine Jacke ließ sich nicht mehr schließen. Mittlerweile rieben meine Oberschenkel aneinander. Ich fand mich eklig, bezeichnete mich selbst als Fettsack und trat mein Selbstwertgefühl mit Füßen.

Ich nahm ständig weiter zu und konnte es nicht stoppen. Ich hatte mich irgendwie aufgegeben und wertete mich selbst massiv ab, vor allem wegen dem Übergewicht.

Wahrscheinlich hatte ich damals Depressionen. Allerdings bin ich nicht zum Arzt oder zum Therapeuten und ließ mir lange nicht helfen. Meine Lebensfreude war verschwunden. Noch nicht mal meine große Leidenschaft, die Aktien, interessierten mich. Ich hatte aufgehört, das Geschehen in der Wirtschaft und an der Börse zu verfolgen. Es war mir alles egal und ich fand mich nur noch scheiße.

Die Enttäuschung über meinen alten Arbeitgeber brach immer wieder auf. Jahre später war ich noch immer nicht darüber hinweg, dass ich für meine gute Arbeit, die ich dort gemacht hatte, keine Wertschätzung erfahren habe. Auch die Enttäuschung, die ich bei meiner ersten großen Liebe vor über zwanzig Jahren erlebt habe, nagte noch immer an mir. All diese Herabsetzungen und Selbstzweifel machten mir zu schaffen und es wurde immer schlimmer.

Vermutlich habe ich mit Essen versucht, all diese schlechten Gefühle zu betäuben und nicht mehr zu spüren. Irgendwann wurde mir dann endlich klar: so kann es nicht weitergehen! Meine Freundin versuchte schon seit Jahren, mich zu überreden, zu einem Psychologen zu gehen. Doch ich hatte mich immer geweigert. Jetzt endlich – es konnte ohnehin nicht mehr schlimmer kommen – wagte ich diesen Schritt.

Ich suchte eine Therapeutin auf. Ich kam sofort gut mit ihr klar und ließ mich auf die Therapie ein. Ich konnte über meine Probleme, meine Beziehungsunfähigkeit, all die Abwertungen und über meine Enttäuschungen sprechen. Mir gelang mit ihrer Hilfe ein großes Stück Vergangenheitsbewältigung und das tat mir sehr gut.

In den therapeutischen Gesprächen erkannte ich auch meine eigenen Anteile besser. Denn genau da musste ich nun den Hebel ansetzen, um nach und nach Veränderungen einzuleiten und mit mir ins Reine zu kommen.

Das war der erste Schritt, der dazu führte, dass meine Lebenssituation endlich besser wurde. Ich fasste neuen Mut und fragte mich, warum ich den Gang zur Therapie so lange verweigert hatte.

Mit Beginn meiner therapeutischen Behandlung, nahm ich nicht mehr zu. Mein Gewicht ging sogar ganz langsam runter. Endlich begann ich mir Gedanken über meine Ernährung zu machen.

Ich war schon mehrere Monate in therapeutischer Behandlung, als mich eine schwere Grippe erwischte. Ich war sehr, sehr krank, hatte Fieber und schlimme Erkältungssymptome. Wochenlang lag ich im Bett und war außerordentlich geschwächt. Ich konnte nichts essen, nichts einkaufen. Mehrere Wochen habe ich die Wohnung nicht verlassen. Krankheitsbedingt habe ich in diesen Wochen bestimmt fünf Kilo verloren. Als ich endlich wieder auf den Beinen kam, war meine Hose eindeutig zu weit geworden. **Das war die Initialzündung für meine Gewichtsabnahme.** Appetit hatte ich sowieso noch keinen, die Grippe zehrte regelrecht an mir. Das „um den Kühlschrank schleichen" hatte seit Wochen aufgehört.

Sämtliche ungesunden, fürchterlichen Exzesse und Rituale, die ich mir rund um das Essen und das Cola-Trinken angewöhnt hatte, waren durch die Grippe gestoppt worden.

Obwohl es mir wirklich sehr elend ging, erkannte ich die Chance, die sich jetzt für mich ergab. Ich beschloss, diese Situation zu nutzen und das Abnehmen ernsthaft anzupacken.

Im Internet machte ich mich schlau und fand dort auch viele gute Informationen rund um das Thema Abnehmen und gesunde Ernährung. Unter anderem lud ich mir eine **Kalorienrechner-App** herunter.

Ich lernte und staunte. So war mir zum Beispiel gar nicht bewusst gewesen, dass Cola als Durstlöscher völlig ungeeignet ist, da es sehr viel Zucker enthält. Oder dass Nudeln deutlich mehr Kalorien haben, als Kartoffeln. Es gab unzählige Beispiele, die ich hier zu lernen hatte. Ein Fertigkuchen, den ich sehr oft innerhalb von ein bis zwei Stunden gegessen hatte, hat zum Beispiel alleine schon weit über 2000 Kalorien.

Das entspricht in etwa meinem Grundumsatz für den ganzen Tag! In etwa dieselbe Kalorienzahl hatte ich zusätzlich pro Tag in Form von Cola getrunken. Die Nudeln, die ich pfundweise gegessen hatte, entsprechen einer Mahlzeit für fünf Personen! Die eineinhalb Liter Großpackung Eiscreme, die ich bevorzugt gegessen hatte, hat um die 3000 Kalorien!

Für mich war es wichtig, mich diesen Erkenntnissen endlich zu stellen. Jahrelang hatte ich die Vogel-Strauß-Politik betrieben, den Kopf in den Sand gesteckt und einfach die Augen verschlossen vor dem, was ich meinem Körper und auch meiner Psyche antat. Ich litt zwar sehr unter meinem Übergewicht und verachtete mich dafür. **Doch ich hatte gründlich verdrängt, dass ich selbstverständlich die Wahl hatte, ob ich weiter so mit mir umgehen wollte.**

Von Ausreden wird man nicht schlank!

Ich entschied mich, das Frustessen bleiben zu lassen und mich ab sofort gesund zu ernähren. Monatelang benutzte ich die Kalorienrechner-App und wog die Lebensmittel ab. Das „um den Kühlschrank schleichen" ließ ich bleiben.

Es war, als ob ich mit meiner Entscheidung, abzunehmen und mich gesünder zu ernähren, einen Schalter umgelegt hätte. Selbstverständlich kaufte ich nun keine Sachen mehr ein, die mich in Versuchung bringen könnten. Cola, Fertigkuchen, Großpackungen Eis und ähnliches kamen mir ab diesem Zeitpunkt nicht mehr ins Haus. Den Zuckerentzug hatte ich quasi während der Grippe bewältigt. So fiel es mir überraschend leicht, auf diese Dinge zu verzichten.

Zuckerentzug:

Ein zu viel an Zucker löst häufig suchtähnliches Verhalten aus. Unser Körper verlangt nach immer mehr Zucker. Manche haben regelrechte Entzugserscheinungen, wenn sie den Zucker weglassen. Während des Zuckerentzugs haben die meisten Menschen starkes Verlangen nach etwas Süßem. Häufige Begleiterscheinungen sind Kopfschmerzen, Schlappheit, Nervosität, schlechte Laune, Niedergeschlagenheit, Pickel, Schlaflosigkeit und vieles mehr.

Der Zuckerentzug kann einige Wochen dauern, nach einigen Tagen ist meist das Schlimmste überstanden und die Entzugssymptome werden leichter. Sport, naturbelassene Lebensmittel und Ablenkung helfen, den Entzug zu überstehen. Es hilft auch, sich Unterstützung in Form von Therapie und Ernährungsberatung zu holen. Wichtig ist zu wissen, dass Zucker in vielen Fertiggerichten enthalten ist. Auch in herzhaften Lebensmitteln wie zum Beispiel Wurst, Fertigpizza, Grillsoßen oder Rotkraut ist oft Zucker enthalten. Ein niedriger Zuckerkonsum hilft nicht nur Übergewicht zu reduzieren, sondern auch die Folgeerkrankungen eines hohen Zuckerkonsums einzudämmen. Folgeerkrankungen könnten zum Beispiel Diabetes, Fettleber, Bluthochdruck, Arthrose und viele weitere Zivilisationskrankheiten sein.

Und ich hatte Erfolg! Die Pfunde schmolzen dahin. Innerhalb eines knappen Jahres nahm ich ungefähr vierzig Kilo ab. Ganz genau weiß ich es nicht, da mir mein Höchstgewicht unbekannt ist. Ich habe damals ja alles verdrängt und mich einfach nicht mehr auf die Waage gestellt.

Heute habe ich mein optimales Gewicht von 72–74 Kilo, mit dem ich mich sehr wohlfühle. Nachdem ich mich über zehn Jahre lang nicht mehr im Spiegel angeguckt habe, kann ich mich jetzt wieder anschauen und mir gefällt, was ich sehe. Es gab keinen Jo-Jo-Effekt.

Ich habe mir wieder einen regelmäßigen Essensrhythmus angewöhnt und nehme ein Frühstück, ein Mittagessen und ein Abendessen zu mir. Manchmal noch einen Milchkaffee zwischendurch. Ein Stück Kuchen gönne ich mir vielleicht einmal die Woche. Wenn meine Kaloriengrenze für den Tag erreicht ist, esse ich nichts mehr. Ich hätte früher nicht zu hoffen gewagt, dass ich so leicht abnehme und mein Gewicht ohne Probleme halte. Seit meiner Entscheidung abzunehmen, gab es nicht einen einzigen Rückfall in das Frustessen.

Wenn heutzutage spätabends der Hunger oder Gelüste kommen, erlaube ich mir nur zu essen, wenn ich an diesem Tag tatsächlich zu wenig gegessen habe. Wenn meine Kalorienbilanz für diesen Tag bereits erreicht ist, esse ich nichts mehr. Dann bin ich halt mal hungrig oder habe Appetit, das ist akzeptabel für mich. Ich will schlank bleiben und das funktioniert nur, wenn überflüssige Kalorien weggelassen werden.

Es hilft in diesen Situationen, mich abzulenken und mich anderweitig zu beschäftigen. Auf keinen Fall male ich mir aus, wie lecker es wäre, dies oder das zu essen. Das hat sonst nur Suchtdruck zur Folge. Ich trinke ein Glas Wasser oder einen ungesüßten Tee und mache mir klar, warum ich schlank bleiben will.

Manchmal erinnere ich mich, wie furchtbar die Fressattacken waren und wie sehr ich unter meiner Adipositas gelitten habe. Da vergehen mir die Gelüste ganz schnell, denn da will ich nie wieder hin. Und das, was ich geschafft habe, werde ich nicht leichtfertig aufs Spiel setzen.

Ein natürliches Sättigungsgefühl, wie ich es früher, vor meiner adipösen Zeit, gekannt habe, gibt es leider nicht mehr für mich. Über diese Grenze des Sattseins habe ich mich wohl zu oft „drüber gegessen" und so ist mir mein Sättigungsgefühl während den adipösen Jahren abhandengekommen. **Dennoch kann ich das Überessen bleiben lassen. Mir hat da die Kalorienzähler-App geholfen, das richtige Maß zu finden. Wenn ich meinen Kalorientagesbedarf aufgegessen habe, gibt es nichts mehr. Ganz einfach.** Den Kalorienrechner benutze ich schon lange nicht mehr. Auch ohne die App weiß ich nun aus Erfahrung, wieviel ich in etwa essen kann. Richtige Ausreißer erlaube ich mir nicht.

Gewisse Dinge darf ich einfach nicht im Haus haben, zum Beispiel Cola, Fertigkuchen, Eiscreme und so weiter. Das riskiere ich nicht. So wie ein trockener Alkoholiker wahrscheinlich besser keinen Alkohol im Haus hat, so darf ich halt diese Dinge nicht zuhause haben. Warum sollte ich mir so was antun?

Meine Entscheidung ist gefallen, da muss ich es mir ja nicht unnötig schwer machen. Wobei ich schon mal ein Glas Cola trinke, vielleicht einmal die Woche oder so beim Tanzen, das ist dann ja auch o. k. Ich esse natürlich ab und zu ein Eis. Aber eben eine normale Portion und nicht eine ganze Großpackung.

Tue was lecker ist,
statt aus Frust zu essen!

Apropos Tanzen, ja, ich habe das Tanzen angefangen! Ich besuche Standardtanzkurse und liebe die Paartänze. Wer hätte das vor einigen Jahren gedacht, als ich mehr oder weniger nur mit Essen und Internet beschäftigt war? Ich gehe wieder unter die Leute und mache Sport. Zwei Mal die Woche gehe ich ins Fitnessstudio zum Kampfsport. Ich habe mich auch in anderen Bereichen verändert. Die Partnerschaft zu meiner Freundin ist beendet. Wir sind aber noch gut befreundet.

Meine Depression ist verschwunden. Ich bin weiterhin regelmäßig bei meiner Therapeutin, das tut mir nach wie vor gut. Ich konnte einiges aus meiner Vergangenheit bewältigen und habe gelernt, besser für mich zu sorgen. Ich bin wieder in der Lage, mich zu freuen und das zu tun, was mir Freude macht, statt ständig um den Kühlschrank zu schleichen. Ich habe aufgehört, mich zu verachten und klein zu machen. Mein Selbstwertgefühl ist nun natürlich entsprechend besser geworden. **Ich habe gelernt, mich zu mögen.**

Ein ganz wichtiger Schritt bei den positiven Entwicklungen in meinem Leben war die Erkenntnis, dass ich therapeutische Hilfe brauche und dass ich mich auf die Therapie eingelassen habe. Jahrelang war ich überzeugt gewesen, dass solche Gespräche nichts bringen würden. Ich durfte die Erfahrung machen, dass das nicht stimmt. Die Therapie hat mir schon sehr viel gebracht!

Auf jeden Fall kann ich sagen, dass meine Depression schwächer wurde, als ich begann zu meiner Therapeutin zu gehen und überhaupt wieder tagsüber aus dem Haus gegangen bin.

Gänzlich gewichen ist die depressive Stimmung dann, mit der Hoffnung, dass ich mein Gewicht wieder unter Kontrolle bekommen könnte.

Ich interessiere mich auch wieder für Aktien und Wirtschaft und bin am Überlegen, ob ich noch einmal beruflich einen Neuanfang mache. Ich habe keinen Zeitdruck, und kann in aller Ruhe abwarten, bis sich etwas Geeignetes ergibt. Ich beschäftige mich aber mit der Materie und bin bereit dafür. Zum richtigen Zeitpunkt wird sich das Richtige dann sicher finden und fügen.

Das, womit ich mich gedanklich und real beschäftige, bekommt Bedeutung in meinem Leben. Ich werde dafür sorgen, dass das in Zukunft nicht mehr Fressattacken sind!

Jeden Tag lade ich das Glück in mein Leben ein. Ich habe eine ganz andere Wahrnehmung entwickelt und meinen inneren Kompass sozusagen neu justiert. Das setze ich auch in Handlungen in meinem Alltag um und so hat sich mein Leben um ein Vielfaches verbessert. Ich bin viel aktiver geworden, lerne wieder neue Leute kennen und pflege meine sozialen Kontakte.

Jedenfalls habe ich keine Lust mehr, mein Leben zu verpassen! Denn das hatte ich jahrelang, indem ich fast nur mit Essen, Essen einkaufen und mit sinnlosem Internetsurfen beschäftigt war. Das war kein gutes Leben! Ich hatte mich schlecht behandelt und stark abgewertet in dieser Zeit.

Meinem Körper hatte ich regelrecht Gewalt angetan, indem ich ihn mit ungesundem Essen vollgestopft und ihn nicht bewegt habe. Zum Glück kann ich sagen, dass ich diese Phase ohne gesundheitliche Folgeschäden überstanden habe. Mein Leben ist schön und leicht geworden. Ich habe wieder die Lust am Leben entdeckt und sorge jeden Tag dafür, dass es ein guter Tag wird. Für die Hilfe, die ich auf diesem Weg erfahren habe, bin ich sehr dankbar.

Und wenn ich einen Tipp für die Leser dieses Mutmachbuches geben darf: **Wenn Sie Hilfe brauchen, holen Sie sich welche! Sei es bei Therapeuten, Ärzten oder bei einer Ernährungsberatung – was auch immer hilfreich ist – nutzen Sie diese Möglichkeiten!**

Jede große Reise beginnt mit dem ersten Schritt

(Lao Tze)

Judith, 32 Jahre

"Ich lernte erst als Erwachsene ein vernünftiges Maß beim Essen"

Ich stamme aus einer Familie in der die meisten Familienmitglieder adipös sind. Schon als kleines Mädchen war ich übergewichtig, wie fast alle anderen in meiner Familie auch.

Die Art und Weise wie in meiner Familie gegessen wurde, habe ich als ganz normal erlebt und dieses Essverhalten zunächst auch so übernommen. Das bedeutete, es wurden große Mengen gegessen und es gab oft Nachschlag. Es war auch üblich süße Getränke zu konsumieren und viele Süßigkeiten, Chips und so weiter zusätzlich zu den üppigen Mahlzeiten zu verzehren.

Der Teller wurde grundsätzlich leergegessen, auch wenn man schon längst satt war. **Damals kannte ich das Gefühl satt zu sein gar nicht. Ich hatte mich wohl über das normale Sättigungsgefühl so oft „hinweg gegessen", dass es mir als natürliche Essbremse völlig abhandengekommen war.**

Meine Mutter kochte sehr gut und stets reichlich. Es gab täglich ein gut bürgerliches Mittagessen mit Liebe gekocht und auch durchaus mit Gemüse und sonstiger gesunder Nahrung. Den Teller leer essen müssen hatte auch irgendwie mit einer Würdigung der Kochkünste meiner Mutter zu tun. Sie hatte für jede Mahlzeit lange uns zuliebe in der Küche gestanden und ein leckeres Essen gekocht. Es wäre undenkbar gewesen, diese Mühe nicht durch Aufessen und Nachschlag zu würdigen.

Sowohl meine Mutter, als auch mein Vater sind stark übergewichtig, ebenso meine ältere Schwester. Meine mittlere Schwester ist die einzige normalgewichtige Person in meiner Herkunftsfamilie. Interessanterweise gibt es in der Verwandtschaft väterlicherseits mehrfach ganz ähnliche Konstellationen. Auch da sind alle Familienmitglieder fettleibig, nur das jeweils mittlere Kind nicht. Da scheint sich generationenübergreifend etwas zu wiederholen. Bei der Verwandtschaft mütterlicherseits sind ebenfalls die meisten Familienmitglieder adipös.

So mag es nicht verwundern, dass ich mein eigenes Übergewicht lange Jahre als völlig normal wahrgenommen habe. Mir war überhaupt nicht klar, wie ungesund das ist und dass meine Adipositas eines Tages ungute Konsequenzen für mich haben könnte, wenn ich so weitermachte.

In meinem Elternhaus wurde nie darüber gesprochen. Obwohl die meisten Familienmitglieder meiner Herkunftsfamilie massiv übergewichtig waren, war das in meinem Elternhaus einfach kein Thema!

Auch von außen, zum Beispiel von Seiten der Schule, bin ich nie auf mein starkes Übergewicht angesprochen worden. Ein einziges Mal, da war ich vielleicht 17 Jahre alt, hat mich ein Frauenarzt aufgeklärt, dass Adipositas irgendwann zu Folgeerkrankungen führen kann. Dieses Arztgespräch hat mir den ersten Anstoß gegeben, mein Essverhalten zu überdenken.

Erstmals wurde mir durch dieses ärztliche Gespräch klar, dass sich fast meine gesamte Familie in punkto Körpergewicht in einem ungesunden Rahmen bewegte.

Damals wogen sowohl meine Eltern, als auch meine ältere Schwester und ich jeweils mindestens 120 kg. Mir war bis zu diesem Zeitpunkt nicht im Geringsten klar gewesen, **dass wir Übergewichtige ständig sehr viel mehr Kalorien zu uns nahmen, als wir verbrauchten. Für mich waren das bis dahin ganz normale Mengen an Essen und Trinken gewesen.**

2006, nach meinem Abitur, bin ich für ein halbes Jahr als Au-pair-Mädchen nach Irland gegangen. Zu diesem Zeitpunkt war ich schwer adipös, ich wog so um die 120 Kilo bei einer Körpergröße von 1,62 m. In diesem halben Jahr in der Au-Pair-Familie nahm ich 7 Kilo ab. Das war völlig unbeabsichtigt geschehen – alleine durch die Tatsache, dass ich nicht mehr bei meiner Herkunftsfamilie gegessen habe. Ich hatte mir also keine Diät oder so vorgenommen. Ich habe mich wohl automatisch – was die Menge angeht – beim Essen an die irische Au-pair-Familie angepasst. Alleine schon deshalb purzelten die Pfunde. In dieser Familie kamen viel kleinere Portionen auf den Tisch und es gab auch nicht dauernd Nachschlag oder Süßigkeiten. Ich kam also mit 113 Kilo aus Irland zurück.

„Ich lernte erst als Erwachsene ein vernünftiges Maß beim Essen"

Das war ein Anfang. Wieder zurück in Deutschland kam ich erst mal wieder in dieselben Familienstrukturen mit denselben Esstraditionen. Dazu gehörte nicht nur das ständige, **als völlig normal empfundene Überessen** in meiner Herkunftsfamilie. Ich hatte damals einen Freund, mit dem ich mehrere Jahre zusammen war und aß häufig „doppelt". Das heißt, ich aß zu Hause bei meinen Eltern und dann nochmal in der Familie meines Partners.

Ich konnte mich da überhaupt nicht abgrenzen und habe mich weder bei meiner Familie noch bei der Familie meines Partners getraut zu sagen, dass ich bereits gegessen hatte und nicht nochmal eine Mahlzeit brauche. Auch in der Familie meines damaligen Partners waren die meisten Familienangehörigen übergewichtig. **Sehr viel Emotionales lief dort über das Essen. Das hatte zum Beispiel mit Zuwendung, Fürsorge, Zugehörigkeit oder Gemeinschaft zu tun.** 2008, nach der Trennung von diesem Freund, hat das „doppelt" essen bei mir dann aufgehört.

Ich habe meine Ernährung umgestellt.
Die Chips stehen jetzt links vom Computer.

(Postkartenspruch)

Von meiner Mutter fühlte ich mich lange stark vereinnahmt. Das war mir aber in meinen jungen Erwachsenenjahren nur unterschwellig bewusst. Aber es ging so in die Richtung, **dass meine Mutter mir unausgesprochen vermittelte:**

SEI WIE ICH.

Das beinhaltete auch das Körpergewicht. Ich hatte immer mehr das Bedürfnis nach Abgrenzung und Ablösung von meinen Eltern. Dieser Prozess zog sich über viele Jahre.

2007 begann ich mit Nordic Walking. Da ich nicht mehr „doppelt" aß und ich mich nun ein bisschen bewegte, nahm ich langsam aber sicher ab. Auch in dieser Abnehmphase hatte ich also keine Diät gemacht. Da war keine

Verbissenheit, das war mehr unabsichtlich und völlig ohne Plan. Jedenfalls hatte ich 2010 nur noch 93 Kilo. Damit war ich zwar immer noch im mittleren Bereich einer Adipositas, doch es fühlte sich alles schon mal viel leichter an.

Durch den Irlandaufenthalt war bei mir in punkto Körpergewicht etwas angestoßen worden. Eine neue Lebenseinstellung und mehr Eigenverantwortung – auch für das Thema Essen und Gesundheit – hatten sich herausgebildet.

Ich kann wirklich sagen, dass die ersten 27 Kilo Gewichtsabnahme nicht bewusst geplant waren. Aber nach wie vor war ich stark durch die familiären Begebenheiten beeinflusst.

So habe ich während meines dualen Studiums in den Praxisphasen, in denen ich nicht bei meinen Eltern wohnte, regelmäßig abgenommen. In den Theoriephasen wohnte ich allerdings noch bei meinen Eltern. Da habe ich bestenfalls, mit viel Mühe, mein Gewicht gehalten. Das Abnehmen war mir in den Theoriephasen meines Studiums, wenn ich in meiner Herkunftsfamilie gelebt und gegessen habe, nicht möglich. Zu Hause wurde meine Motivation abzunehmen in keiner Weise gefördert. Nach wie vor fehlte es dort an der entsprechenden Kommunikation – vor allem zum Thema Ernährung und Körpergewicht.

Es war wie ein Tabu. Stillschweigend war es nicht erlaubt, das Thema Übergewicht anzusprechen.

Ab 2010 habe ich dann angefangen mehr Sport zu machen und ernsthaft auf meine Ernährung zu achten. Ich habe zwar keine Ernährungsberatung gemacht, aber ich eignete mir über Bücher und durch das Internet Wissen zu gesunder Ernährung an. Ich begann zu joggen, zu schwimmen und machte Kampfsport.

Schwimmen war natürlich aufgrund meiner Figur immer eine Herausforderung für mich. In der Pubertät war ich eine Zeit lang in einem Schwimmclub. Doch ich hielt es nicht aus, dass dort viele negative Äußerungen über meine Figur gemacht wurden. So bin ich aus dem Schwimmclub wieder ausgetreten. Ich war damals nicht in der Lage, etwas zu verändern oder über diesen gemeinen Bemerkungen zu stehen. Das war mir erst einige Jahre später möglich. Glücklicherweise bin ich früher trotz alledem viel schwimmen gewesen. Denn Schwimmen ist der Sport, der mich durchgehend in der Zeit des Abnehmens begleitet hat. Ich bin damals 1,5 km Bahnen geschwommen, egal wie andere Menschen mich angeschaut oder getuschelt haben. Während der Phase des Abnehmens war es unumgänglich, darüber zu stehen. Das hat mir auch sehr geholfen, mein Selbstwertgefühl zu steigern.

Zeitgleich mit den verstärkten Sportaktivitäten wurde ich in punkto Ernährung konsequenter. Ich ließ Butter weg und aß deutlich weniger Kohlenhydrate. Kalorienhaltige Durstlöscher wie Cola, Saftschorle und so weiter verschwanden ebenfalls aus meinem Alltag. Ich trank ab da meist nur noch Wasser und Tee. Zucker im Tee oder Kaffee gewöhnte ich mir ganz schnell ab, als ich mal die Kalorien dafür hochrechnete.

Ein Saftschorle ist heutzutage schon eine Ausnahme, das gönne ich mir mal, gehört aber nicht mehr zu meinen alltäglichen Angewohnheiten, sondern zu den Ausnahmen. All diese vielen kleinen Veränderungen machen einen Riesenunterschied in der täglichen Kalorienbilanz! Wenn man das ehrlich zusammen rechnet, kommt da ganz schön was zusammen.

Zwischenzeitlich habe ich herausgefunden, dass ich am Mittag unbedingt ein warmes Essen brauche. Wenn ich erst bei der Abendmahlzeit warm esse, esse ich viel zu viel. Auf solche Bedürfnisse nehme ich nun mehr Rücksicht und nehme die warme Hauptmahlzeit mittags ein. Ich muss es einfach so machen, dass es für mich stimmig ist, sonst klappt es auf Dauer nicht.

> Den Weg zu kennen, erspart dir nicht,
> ihn auch zu gehen.
>
> Kurt Tepperwein

Seit vielen Jahren esse ich nur noch drei Mahlzeiten täglich: Frühstück, ein warmes Mittagessen und ein kaltes Abendessen, das gibt es bei mir bereits zwischen 17–18 Uhr. Nach 18 Uhr esse ich gar nichts

mehr, trinke nur noch ungesüßten Tee oder Wasser. Durch diese gesunde Essenstruktur ergibt sich ganz automatisch eine sehr lange Essenspause abends und nachts.

Heutzutage ist ja dieses „Nachtfasten" groß in Mode. Tatsächlich schaffen das ganz viele Menschen nicht mehr, nach dem Abendessen bis zum Frühstück nichts Kalorienhaltiges zu sich zu nehmen.

So war ich früher auch. Ich habe da locker bis in den späten Abend hinein eine ganze Tüte Chips und eine Tafel Schokolade weggeputzt. Das waren seinerzeit mal eben weit über 1000 Kalorien oben drauf. Wohl gemerkt zusätzlich zu den gigantischen Mengen an normalem und manchmal sogar „doppeltem" Essen! Dazu kam, dass ich damals den lieben langen Tag süße Getränke wie Saftschorle oder Cola getrunken und mich kaum bewegt habe.

Insofern ist es ja logisch, dass ich, sobald mein Ernährungsverhalten auf drei normale Mahlzeiten begrenzt war, automatisch abnahm. Der Sport hat das zusätzlich gut unterstützt. Da ich die Kurve doch noch in relativ jungen Jahren gekriegt habe, ist zu hoffen, dass ich von den Folgeerkrankungen der schweren Adipositas verschont bleibe, auch wenn ich nach wie vor übergewichtig bin.

Ich habe mir abgewöhnt Süßigkeiten, Chips und so weiter zu kaufen, esse aber schon mal ein Stück Kuchen oder ein Eis und ab und zu Schokolade. Bei Schokolade erlaube ich mir keine ganzen Tafeln mehr. Aber ein Drittel bis die Hälfte der Tafel muss es manchmal sein.

Vor allem kurz vor meiner Periode, überfällt mich dieser Schokoladenhunger. Erfahrungsgemäß geht das dann ein bis zwei Tage und ich kämpfe mittlerweile nicht mehr dagegen an, sondern gebe den Schokoladengelüsten zu diesem Zeitpunkt meines Zyklus nach.

Das sind hormonelle Schwankungen während des prämenstruellen Syndroms bei mir. Ich habe es inzwischen so akzeptiert, weil klar ist, dass ich diese Schokoladengier nach spätestens zwei Tagen wieder im Griff habe. Im Laufe des Menstruationszyklus kann ich das kalorientechnisch wieder ausbügeln.

> Wenn ich die Schokolade vorher wiege,
> ist das dann eine ausgewogene Ernährung?
>
> (aus dem Internet. Istdaslustig.de)

Meine beste Phase des Abnehmens war von 2006–2014. Ich nahm in diesen Jahren insgesamt 38 Kilo ab. Nicht durchgehend – es gab auch Stillstand – die Gewichtsabnahme erfolgte eher in Etappen, aber es ging doch kontinuierlich in die richtige Richtung.

Allerdings gab es dann auch eine Phase in meinem Leben, in der ich mehr wollte. Ich hatte sozusagen „Blut geleckt" und wollte noch viel mehr abnehmen, als es mir mit einer vernünftigen Ernährung und Sport möglich war. Ich fing an mit gewissen Eiweißdrinks die eine oder andere Mahlzeit zu ersetzen. Ich habe das ohne ärztliche Begleitung und völlig ohne Fachwissen gemacht. Das ging ungefähr ein dreiviertel Jahr lang so. Ich nahm dabei ab, bis ich nur noch 73 Kilo wog. Das ist zwar nach dem BMI immer noch zu viel Gewicht für meine Körpergröße. Aber ich habe da doch deutlich gemerkt, dass mir das nicht guttat. Irgendwas ist da verrutscht und ich bekam Angst, dass nun alles in die entgegengesetzte Richtung läuft.

Mein Essverhalten empfand ich in diesem dreiviertel Jahr als gestört, während ich es in der Zeit des Abnehmens in den Jahren davor als gesund wahrgenommen habe. Ich beschloss, auf meine Wahrnehmung zu vertrauen und diese Eiweißdrinks sein zu lassen. So kehrte ich zu einer normalen, reduzierten Mischkost zurück und handhabe das bis zum heutigen Tage so.

Mein Wohlfühlgewicht liegt bei ungefähr 78 Kilo. Das ist laut Body-Mass-Index immer noch im übergewichtigen Bereich. Dennoch ist das das Gewicht, bei dem ich mich am wohlsten fühle und es ist mir auch egal, was Experten dazu sagen. In der Gewichtsklasse ist es für mich einfach stimmig und ich fühle mich damit „richtig". Auf Theorien gebe ich nicht so viel. Für mich muss es im Alltag und auch langfristig funktionieren. Warum soll ich einem Ideal nachstreben, das für mich nicht wünschenswert ist, weil es einfach nicht meinem Ur-Eigenen entspricht?

Besonders muss ich auf mich aufpassen, wenn ich unzufrieden bin. Vor allem, wenn ich überfordert bin, neige ich nach wie vor dazu, zu viel zu essen. Wenn ich mich unter Druck fühle, kommt es bei mir immer noch zum Frustessen. Da muss ich immer wieder gut für mich sorgen und schauen, dass ich in der Balance bleibe, sonst merke ich das sofort am Gewicht.

Eine Psychotherapie ist bei mir sehr nützlich gewesen, um mich von meinen Eltern ablösen zu können. Ich musste lernen, mich gegen die Vereinnahmung von meiner Mutter zur Wehr zu setzen. Und auch gegenüber meinem Vater lernte ich mich abzugrenzen. Mir hat das sehr geholfen, mein Ur-Eigenes zu stärken und mein eigenes Leben zu leben. In der Therapie erarbeitete ich mir, was ich selbst eigentlich will und brauche. Ich erkannte, was meine Bedürfnisse sind, statt mich immer nach anderen zu richten.

Meine Mutter hat ihr Leben völlig für die Familie geopfert. Sie hätte sich sicher gewünscht, mehr ihren eigenen Bedürfnissen nachgehen zu können. Doch immer musste sie für uns Kinder da sein. Das haben wir Töchter, vor allem ich als Nesthäkchen, dann durch die Hintertüre als Erwartungsdruck abbekommen.

Das hat meine Mutter sicher nicht absichtlich gemacht. Aber ich spürte immer, dass ich gefälligst ihren Erwartungen entsprechen sollte, wenn sie mir schon ihr Leben opferte. Sie setzte mich oft unter Leistungsdruck was mich überforderte. Dies führte dann wiederrum zum Frustessen.

Auf jeden Fall musste ich raus aus dieser Vereinnahmung und diesem Erwartungsdruck um mich in meinem eigenen Leben „richtig" zu fühlen. Ohne Therapie würden die Verstrickungen mit meiner Herkunftsfamilie wahrscheinlich heute noch wirken. Das Verhältnis zu meinen Eltern hat sich durch die Therapie deutlich verbessert.

Da ich mich nun abgrenzen kann, ist es auch viel schöner für mich, meine Eltern zu besuchen. Das war früher oft nur Pflicht, weil ich dann sofort in die alte Kindheitsrolle zurückgefallen bin und zu viel von meiner Individualität aufgab. Da war ja auch sowas Unausgesprochenes zwischen meiner Mutter und mir. **Dieses: Sei wie ich. Was auch beinhaltete: sei genauso übergewichtig wie ich.** Unbewusst war vielleicht auch so was dabei wie: wenn du dick bist, findest du keinen Mann und bleibst bei mir.

„Ich lernte erst als Erwachsene ein vernünftiges Maß beim Essen"

Zum Glück ist es mir gelungen, diese unguten Familienaufträge und Strukturen zu verlassen. Seit einigen Jahren lebe ich mit meinem Partner zusammen. Er ist übrigens normalgewichtig und hat ein gutes Essverhalten. Ich wiege mich so in etwa einmal wöchentlich, um mein Gewicht zu kontrollieren und nichts zu beschönigen. Wobei ich mittlerweile einen viel besseren Bezug zu meinem Körper habe. Erst nach meinem Irlandaufenthalt entwickelte ich überhaupt ein Körpergefühl. So wusste ich ja zu der Zeit, als ich 120 Kilo wog, nie wann ich satt war.

Nachdem ich nun endlich ein Sättigungsgefühl entwickelt habe, lasse ich den Rest auf dem Teller liegen, wenn ich satt bin. Natürlich nehme ich mir auch von vornherein weniger und Nachschlag habe ich mir abgewöhnt.

> Erfolg stellt sich ein, wenn ich da weitermache,
> wo ich früher aufgegeben hätte.

Sport ist gut für mich und hält mich gesund und unterstützt natürlich die Gewichtsabnahme, beziehungsweise hilft das Gewicht zu halten. Aber ohne Ernährungsumstellung hätte das Abnehmen bei mir nicht funktioniert. Zumal bei adipösen Menschen die Möglichkeiten für Sport stark eingeschränkt sind. Jetzt, mit weniger Körpergewicht, macht Sport deutlich mehr Spaß. Ich bin natürlich viel beweglicher, um nicht zu sagen, überhaupt beweglich.

Ich habe erst als Erwachsene ein gesundes Gefühl für normale, gesunde Essensportionen erlenen müssen. Alleine diese Tatsache hilft schon mal beim Abnehmen.

Süßigkeiten und Chips wegzulassen hilft ebenso. Am besten, ich habe so was nicht im Haus. Sämtliche Durstlöscher müssen kalorienfrei sein, das war ein weiterer Baustein um abzunehmen und mein Gewicht zu halten.

Informationen zu gesunder Ernährung halte ich für unverzichtbar. Auch therapeutische Gespräche und Beratung sind aus meiner Sicht für sehr viele Menschen hilfreich ja sogar notwendig, um abzunehmen und ihr Gewicht dauerhaft zu halten.

Sabine, 55 Jahre

„Endlich wieder Normalgewicht!"

Es war November 2016, die Waage zeigte 79 Kilo und das bei einer Körpergröße von 1,60m! Weihnachten stand vor der Türe und gemäß meiner Erfahrung nehme ich um diese Zeit immer zu. Es reichte! Ich schleppte viel zu viel Gewicht mit mir herum und fühlte mich schon seit einigen Jahren nicht mehr richtig wohl damit. Vor allem Bauch, Oberschenkel und Po waren meine Problemzonen, aber mittlerweile hatten sich auch noch ein Doppelkinn und Schwabbelarme dazugesellt. Ich gefiel mir so nicht mehr. Es war einfach zu viel und ich wollte so nicht mehr weitermachen.

Bis circa Mitte Dreißig war ich objektiv gesehen immer normalgewichtig. Dennoch hatte ich schon in der Jugend und als junge Erwachsene immer das Gefühl, zu mollig zu sein. Wenn ich mir heute die Fotos von damals anschaue, frage ich mich allerdings warum. Tatsächlich war ich zu jener Zeit rank und schlank. Aber von Jugend an hatte ich das Gefühl ein paar Pfunde zu viel zu haben.

> Ich wünschte, ich wäre wieder so schlank
> wie damals, als ich dachte, ich wäre dick.
>
> (Postkartenspruch)

Ab Mitte Dreißig, also Ende der neunziger Jahre, fing ich an, immer öfter Süßes zu naschen, vor allem abends, wenn ich alleine zu Hause war. Das war vorher höchst selten vorgekommen. Dennoch hatte ich auch zu diesem Zeitpunkt rückblickend noch ein gutes Essverhalten und einen relativ vernünftigen Umgang mit Süßigkeiten. Eine angebrochene Tafel Schokolade konnte ich damals über viele, viele Tage liegenlassen. Meist hatte ich gar keine Süßigkeiten zu Hause und vermisste das auch nicht.

Immer öfter aber aß ich zwischendurch zusätzlich zu meinen regelmäßigen drei Hauptmahlzeiten. Also auch dann, wenn ich gar keinen Hunger hatte, oft aus Langeweile oder aus Einsamkeit. Irgendwann entwickelte sich eine schlechte Gewohnheit daraus.

Das zusätzliche Essen konnte auch mal ein Joghurt oder ein Stück Obst sein. Später gewöhnte ich mir an, abends eine Konservendose z. B. Ananas oder Pfirsiche zu essen. Dann kamen immer mehr Süßigkeiten vor allem Kekse, Pralinen oder Schokolade dazu.

Meinem Körper hatte ich in diesen Jahren angewöhnt, dass er nun abends, wenn ich eigentlich satt war und nichts mehr brauchte, gierig nach etwas Süßem verlangte!

Außerdem aß ich nun auch einfach so, ohne speziellen Anlass, häufig Kuchen, eine Brezel oder irgendwelche süßen Teile aus der Bäckerei. Ich habe dafür auch keine Mahlzeiten ausfallen lassen. Diese süßen Kalorien gab es oben drauf – und oben drauf landete das natürlich auch auf der Hüfte.

So entwickelte sich bei mir ganz langsam über viele, viele Jahre hinweg eine Gewichtszunahme, die so schleichend war, dass ich es immer erst registrierte, wenn mal wieder die nächste Konfektionsgröße fällig wurde. Bis Konfektionsgröße 44 störte mich das nicht allzu sehr. Ich war trotz alledem einigermaßen gut proportioniert und tat das Ganze als „ein paar Pfund zu viel" ab.

> Bei mir sind die Süßigkeiten aus dem Adventskalender
> schon am ersten Dezember leer!
> (aus dem Internet: likemonster.de)

Die Menge, die ich beim Frühstück, Mittag- und Abendessen aß, nahm parallel dazu kontinuierlich zu. Das ging so allmählich, dass es mir lange nicht auffiel. Auch weil ich dachte, das ist ja **gesunde Nahrung. So nach dem Motto: Wenn ich davon mehr esse, nasche ich vielleicht weniger Süßes am Abend. Doch das Gegenteil war der Fall. Ich gewöhnte mich nur an noch mehr überflüssiges Essen.**

Auch tagsüber zwischen den Mahlzeiten schlichen sich schlechte Gewohnheiten ein: hier mal ein Happen, da mal eine Banane, dort mal ein Eis,

Joghurt oder ein Gebäck … Jahrelang vertilgte ich regelmäßig täglich Kekse, Pralinen, Schokoriegel, Gummibärchen und so weiter. Oft leerte ich an einem Tag eine ganze Packung. Und die Packungsgrößen wurden im Laufe der Jahre irgendwie immer größer! Zum Glück habe ich nie mit Softdrinks, Chips oder salzigen Snacks angefangen! Auch Alkohol trank ich kaum, so kamen also relativ wenige Getränkekalorien zusammen.

In der Zeitspanne ab Mitte der neunziger Jahre bis 2016, **also in ungefähr zwanzig Jahren, hatte ich mir mindestens fünfzehn Kilo Übergewicht angefuttert.** Im November 2016 war ich bei Konfektionsgröße 46 angelangt. Ich war „aus dem Leim gegangen".

Sicher ist es normal, dass man im Laufe seines Erwachsenenlebens ein paar Pfund zulegt. Auch die Wechseljahre dienten mir noch eine Zeitlang als bequeme Ausrede. Dennoch war mein Gewicht nun nicht mehr stimmig für mich.

Zumal ich mir eingestehen musste, dass ich weiter zunehmen würde, wenn sich nicht etwas grundlegend an meinem Essverhalten änderte. Und wie würde ich in zehn, zwanzig Jahren aussehen? Welche gesundheitlichen Konsequenzen und Einschränkungen wären dann zu erwarten?

Nach meiner Wahrnehmung ging es vielen Menschen so wie mir. Wir leben in einer Überflussgesellschaft und da das richtige Maß zu finden, ist nicht immer einfach. In meinem Umfeld gab es sehr viele Menschen, die wie ich in den letzten Jahren ordentlich an Gewicht zugelegt hatten und damit unzufrieden waren. Ich hörte rundum und natürlich auch im Fernsehen von Gewichtsproblemen und dem damit verbundenen Frust und den zu befürchteten Folgeerkrankungen.

Viele Menschen in meinem Umfeld wurden maßlos bei Süßem, bei manchen waren es aber auch eher herzhafte Speisen, vor allem Wurstwaren. Einige nahmen unglaublich viele Kalorien über Getränke zu sich, seien es Softgetränke oder Alkoholisches.

Laut Gesundheitscheck, den ich alle zwei Jahre bei meiner Hausärztin durchführen lasse, war ich gesund. Lediglich mein Cholesterinspiegel war leicht erhöht. Doch ich hatte ein paar Beschwerden, die – wie mir schwante – mit meinem Übergewicht zusammenhingen. Ich hatte oft Schmerzen in beiden Fußgelenken und phasenweise im Knie, vor allem nach längerem

Laufen. Da ich gerne wandere, war das außerordentlich hinderlich und hielt mich davon ab, so oft und so viel zu wandern wie ich wollte.

Außerdem hatte ich so was, wie einen eingeklemmten Nerv, der mich seit Jahren plagte und mir Schmerzen im vorderen Bereich des linken Oberschenkels verursachte.

> Habe letzten Samstag alle Süßigkeiten und
> Lebkuchen für die komplette Weihnachtszeit gekauft.
> Mache ich diesen Samstag nochmal.
> (aus dem Internet: debeste.de)

Furchtbar lästig fand ich, dass meine Oberschenkelinnenseiten aneinander rieben, so konnte ich auch im Sommer keinen Rock oder kein Kleid tragen. Meine Waden waren so dick geworden, dass sie nicht mehr in normale Stiefel passten, da der Stiefelschaft nicht ausreichend weit war. Natürlich fand ich mich nun auch von der Optik her nicht mehr so attraktiv.

Am meisten störte mich, dass ich so oft ans Essen dachte. Meine Gier nach Süßem war mir unbegreiflich. Häufig konnte ich dem Naschen nicht widerstehen, obwohl ich es selbst unmöglich fand.

Ich wollte das alles nicht mehr! Schon seit Jahren versuchte ich, mein Gewicht wenigstens zu halten, auch wenn ich noch nie eine Diät gemacht hatte. Aber immer wieder versuchte ich, weniger Süßes zu essen, was mir allerdings auf Dauer nicht gelungen war.

Zu den Sportskanonen zähle ich leider auch nicht. Um nicht noch mehr „aus dem Leim zu gehen" joggte ich jahrelang. Später bin ich wegen Fußgelenk- und Knieproblemen auf Nordic Walking umgestiegen. Gerne wandere ich und gehe viel spazieren. In meinem Alltag benutze ich in den warmen Jahreszeiten oft das Fahrrad und gehe auch mal schwimmen. Zudem hatte ich Verschiedenes ausprobiert und bald wieder aufgegeben, weil es doch nicht das Richtige war. Zum Beispiel Fitnessstudio, Trampolin springen, Zumba, Frauenturnen bei uns am Ort … Bei sämtlichen sportlichen Aktivitäten war das Übergewicht lästig, schränkte mich ein und verursachte zunehmend auch Schmerzen.

2016 – nachdem eine Bekannte von mir ganz toll abgenommen hatte – reifte in mir der Entschluss, nun die Sache endlich anzupacken. Ihr Beispiel hatte mir Mut gemacht, dass ich das ebenfalls schaffen würde. Auch wenn es Opfer kosten würde und Verzicht erforderte. Denn mir war völlig klar, dass es ohne dies nicht gehen würde. Es war soweit: durch das Mut machende reale Beispiel meiner Bekannten kam endlich der entscheidende Motivationsschub.

> Wenn sich etwas verändern soll,
> muss ich etwas ändern.

Auf Ammenmärchen wollte ich nicht reinfallen. Das würde nur zu einem Jo-Jo-Effekt führen. Eiweißdrinks oder ähnliches wollte ich auch nicht ausprobieren. Sämtliche Leute, die ich kannte, die das probiert hatten, handelten sich einen Jo-Jo-Effekt ein und wogen nach jeder Diät mehr als vorher! Das konnte also nicht die Lösung sein.

Ich wollte mir nichts vormachen, es war klar, dass ich meine Ernährung umstellen musste – und zwar lebenslang. Es ging darum eine Ernährungsweise für mich zu finden, die so stimmig war, dass ich sie beibehalten konnte. Und vor allem beibehalten WOLLTE, auch wenn ich mein Wunschgewicht erreicht hatte.

Mir war klar, dass es danach kein Zurück in mein jahrelanges übermäßiges Essen geben würde. Und dass ich mich von zahlreichen schlechten Angewohnheiten rund ums Essen befreien musste.

Wie konnte ich das erreichen?

Ich machte einen Termin bei einer Ernährungsberaterin aus. Bereits am Telefon forderte sie mich auf, bis zu unserem ersten Treffen in zwei Wochen, täglich ein Ernährungsprotokoll zu führen.

Im Internet fand ich entsprechende Vordrucke, die dazu dienen, alles zu dokumentieren, was man aß und trank. Jeder Bissen, jeder Schluck – echt ALLES, was ich zu mir nahm – musste aufgeschrieben werden. Ich begann sofort damit und merkte bereits während dieser Tage, dass ich weniger aß. Es wäre mir peinlich gewesen, aufschreiben zu müssen, dass ich zum Beispiel eine ganze Packung Pralinen gefuttert hatte. Das war ein interessanter Effekt.

Das Aufschreiben half mir, mich besser zu kontrollieren beim Essen. Ich fand das keineswegs lästig. Es motivierte mich, deutlich weniger zu essen! Hatte ich mein Ernährungsprotokoll nicht zur Hand, notierte ich mir auf kleinen Zetteln, was ich gegessen hatte und trug es später penibel ein. Ich wollte die Ernährungsberaterin und vor allem mich selbst nicht belügen.

Ich wollte wissen, wie ich mein Gewicht reduzieren konnte und es war mir klar, dass das nur mit absoluter Ehrlichkeit funktionieren würde. Bei uns zu Hause bin ich für das Kochen zuständig. Mir fiel beim Protokollieren erstmals auf, wieviel ich bereits während dem Kochen gewohnheitsmäßig vertilgte, denn auch diese Happen mussten ja im Protokoll notiert werden. Diese schlechte Angewohnheit war mir vor dem Protokollieren gar nicht bewusst gewesen! Das waren Kalorien, auf die ich relativ leicht verzichten konnte, schließlich gab es ja bald nach dem Kochen eine Mahlzeit.

Es gelang mir, während dieser zwei Wochen vor meinem ersten Termin bei der Ernährungsberaterin durch das Protokollieren deutlich weniger Süßigkeiten zu naschen und kleinere Portionen bei den normalen Mahlzeiten zu essen. Alkohol und sonstige Getränke, die Kalorien enthielten, ließ ich ebenfalls fast ganz weg. Ich trank schwarzen Kaffee, Tee ohne Zucker oder Wasser. Dieser Effekt war alleine der Tatsache zuzuschreiben, dass ich ein Ernährungsprotokoll führte.

Zu meiner eigenen Überraschung nahm ich bereits in diesen zwei Wochen ein Kilo ab! So startete ich hochmotiviert die Ernährungsberatung. Die Beraterin wollte wissen, was mein Wunschgewicht sei, also welches Ziel in Kilogramm ich mit dem Abnehmen anstrebe.

Mir war klar geworden, dass ich, wenn ich nur ein paar Kilos abnehmen würde, weiterhin mit meinem Gewicht und mit meiner Figur unzufrieden wäre. Das Ziel kam mir damals unerreichbar vor, aber ich sagte: „Ich möchte Normalgewicht erreichen und halten!"
Entsprechend meiner Körpergröße veranschlagte ich 60–65 Kg. Dieses Wunschgewicht schrieb ich auf. Ebenso das Datum, bis wann ich dieses Ziel erreichen wollte.

Ich hatte mich nun genug mit der Materie beschäftigt, um zu wissen, dass ich keine Diät machen wollte, um danach einfach zu meinem alten Ernährungsverhalten zurückzukehren. **Ich hatte mich von vielen schlechten Essgewohnheiten zu verabschieden, und zwar für immer.**

> Gewohnheiten sind zuerst Spinnweben,
> dann Drähte.
>
> (Fernöstliche Weisheit)

Zunächst hieß es also abnehmen, danach das Gewicht zu halten. **Für die Phase des Abnehmens erstellte mir die Ernährungsberaterin einen Essensplan mit 1300 Kalorien am Tag. Sie orientierte sich dabei an meinen Protokollen, so dass der Ernährungsplan zu mir passte.** Da ist nun mal jeder Mensch unterschiedlich und dem gilt es gerecht zu werden, weil es sonst auf Dauer nicht funktioniert.

Die 1300 Kalorien täglich waren deutlich weniger als vorher! In meinem Fall verteilten sie sich auf vier Mahlzeiten täglich. Das kann aber auch individuell verschieden sein! Manche Menschen brauchen fünf oder sechs kleinere Mahlzeiten täglich, andere nur zwei oder drei.

Zielführend war in meinem Fall, spät abends möglichst wenig Kohlenhydrate zu mir zu nehmen und dass ich nach dem Abendessen, das so früh wie möglich sein sollte, nichts Kalorienhaltiges mehr aß oder trank. So gab es vom Abendessen bis zum Frühstück einen Zeitrahmen von ungefähr dreizehn bis vierzehn Stunden, in dem ich gar nichts aß und nur noch Wasser oder ungesüßten Kräutertee trank.

Da ich das seit vielen Jahren nicht mehr gewohnt war, hatte ich vor allem abends häufig Hunger. Jeden Abend ermutigte ich mich, dass ich das aushalten kann, weil ich so abnehme und das gut für mich ist. Laut Ernährungsberaterin hatte mein Körper alles was er brauchte, er bekam alle Nährstoffe, die nötig waren. Rumjammern nützte also nichts, wenn ich meinem Ziel, Normalgewicht zu erreichen, näher kommen wollte.

Schlafen konnte ich gut, auch wenn ich mit einem leichten Hungergefühl ins Bett ging. Dies war die ersten Monate in der Abnehmphase täglich der Fall. Nur wenn es ganz schlimm war, trank ich einen halben Becher Kefir oder Buttermilch. Das half, das Hungergefühl zu dämpfen. Aber meist ging es ohne. Tatsächlich bin ich oft früher ins Bett gegangen und habe auch mehr geschlafen während den Monaten in denen ich abnahm.

Es handelte sich bei meinem Speiseplan keineswegs um eine gänzlich kohlenhydratfreie Ernährung. Ich aß auch während der Phase des Abnehmens Kohlenhydrathaltiges wie beispielsweise Kartoffeln, Nudeln oder Reis zum Mittagessen. Täglich aß ich in dieser Zeit nur noch eine einzige Scheibe Brot. Dadurch brauchte ich auch kaum Brotbelag, was eine enorme Kalorienersparnis bedeutete.

Es fiel mir am Anfang sehr schwer, so wenig Brot zu essen. Auch durfte ich nun viel weniger Obst verzehren, als ich es gewohnt war. Früher hatte ich immer gedacht, Brot und Obst sind doch gesund, da kann ich ruhig viel davon essen. Doch das war wohl zu viel des Guten gewesen und die überflüssigen Kalorien schleppte ich damals als Hüftgold durch die Gegend.

Zum Abendessen aß ich eine Schüssel gemischten Salat, anschließend noch etwas Skyr oder Quark. Dem Salat mischte ich etwas Eiweißhaltiges bei, denn das macht länger satt. Also z. B. Mozzarella, Schafskäse, Schinken, Huhn- oder Putenstreifen, Thunfisch, Forellenfilet, Ei oder Käse.

Zum grünen Blattsalat schnippelte ich Tomaten, Karotten, Paprika, Champignons, Gurke, Fenchel oder Radieschen und so weiter mit rein. Auch diese festeren Zutaten machen länger satt, als der reine Blattsalat. Außerdem schmeckt es mir und bringt Abwechslung in die Salatschüssel. Es kann auch mal ein Linsensalat oder ein Rote Beete Salat sein. All das schafft Abwechslung und schmeckt richtig gut. Im Internet finden sich viele leckere Rezepte.

Wenn ich mal keinen Salat am Abend essen wollte, kochte ich einen Gemüseeintopf oder einfach gedünstetes Gemüse. Auch hier brauchte ich dann noch was Eiweißhaltiges dazu, um satt zu werden. Also beispielsweise ein Stück Huhn, Pute, etwas Fisch, Hüttenkäse mit frischem Schnittlauch, ein Spiegelei, ein Omelett, Rührei, Quark oder Skyr.

Die Pfunde purzelten langsam aber sicher. Im Monat nahm ich auf diese Weise ungefähr zwei Kilogramm ab – insgesamt schmolzen fünfzehn Kilogramm dahin.

Nach acht Monaten hatte ich mein Normalgewicht erreicht.

Natürlich gab es mal schwierige Momente, vor allem beim Einstieg, doch nachdem die ersten vier bis fünf Kilos runter waren, war es viel leichter weiter durchzuhalten.

Täglich wog ich mich. Die Ernährungsberaterin hatte zwar empfohlen, nur einmal wöchentlich auf die Waage zu gehen. Doch ich erlebte nun jeden Morgen den Gang auf die Waage als Glücksmoment, der mich motivierte weiter durchzuhalten.

Wenn ich abends mit Gelüsten zu kämpfen hatte – was täglich der Fall war –, half mir der Gedanke, was ich am nächsten Morgen auf der Waage lesen wollte, diese Gelüste niederzuringen und nichts mehr zu essen.

Die Zahl auf der Skala der Waage, die ich als nächstes sehen wollte, stellte ich mir immer bildlich vor. Oft war tagelang Stillstand, aber alle paar Tage wurde die Kiloanzeige etwas niedriger. Es ging langsam aber sicher in die richtige Richtung.

In einer Liste trug ich das Gewicht einmal wöchentlich ein. Auch den Bauchumfang maß ich regelmäßig und schrieb ihn auf. Es war während der Abnehmphase so erfreulich, diese Liste immer mal wieder zu lesen und nachzuvollziehen, wie die Pfunde allmählich dahinschmolzen.

Es war toll, mir neue Kleider zu kaufen. Die ersten Monate tat ich das in Second-Hand-Läden. Denn es war ja klar, dass ich noch mehr abnehmen wollte, es machte also keinen Sinn schon nach sechs oder acht Kilo Gewichtsabnahme viel Geld in neue Klamotten zu stecken. Die erste Zeit trug ich einfach meine alten Kleider weiter. So hat lange Zeit – außer meinem Mann – überhaupt niemand mitbekommen, dass bei mir die Pfunde dahinschmolzen. Zunächst erzählte ich niemandem davon. Ich war mir keineswegs sicher, ob ich es schaffen würde und wollte erst sicher gehen, dass es auch funktionierte.

Wichtig war für mich keine Süßigkeiten, Kuchen, Eis, süße Joghurts oder ähnliches einzukaufen. Wenn derartiges im Haus war, zog mich das magisch an. Leider ist das bis zum heutigen Tag unverändert. Da kommt sowas wie Suchtdruck auf. Die Süßigkeiten „sprechen" quasi die ganze Zeit mit mir und locken mich: „iss mich, iss mich!". Wenn ich Naschzeug daheim habe, muss ich dauernd dagegen ankämpfen, sie essen zu wollen.

Mein Mann hat sich in den Monaten, in denen ich abnahm, ab und zu Süßigkeiten gekauft. Wenn ich das mitbekam, wurde es oft schwierig, mich zu beherrschen. Am besten war es, wenn ich nichts davon wusste. Es störte mich nicht, wenn er Wurst, Chips, Flips oder sonstige salzigen Snacks da hatte. Da bin ich nie drauf abgefahren und diese Sachen haben nie zu mir „gesprochen".

Diese Genussmittel konnte ich also gut liegen lassen. Auch Alkoholkalorien interessierten mich nicht. Früher habe ich zwar öfter mal ein alkoholfreies Bier oder ein Glas Wein getrunken, auch diese Kalorien spare ich nun meist ein. Wenn ich sowas mal ausnahmsweise – zum Beispiel auf einem Fest – trinke, muss ich die Kalorien an anderer Stelle einsparen.

Mein Mann und ich sind beide selbständig und arbeiten überwiegend von zu Hause aus. Ich koche fast täglich und zwar mittags. Mittags esse ich ja Kohlenhydrate, also auch Nudeln, Kartoffeln, Reis und so weiter, aber halt deutlich geringere Mengen, als früher.

Meinen Brotkonsum halte ich auch nach dem Erreichen meines Wunschgewichts niedrig: ein bis zwei kleine Scheiben Brot am Tag esse ich normalerweise, entsprechend wenig Brotbelag ist nötig. Das macht im Vergleich zu früher in der Kalorienbilanz sehr viel aus.

Nach wie vor gibt es am Abend kaum Kohlenhydrate, nur Salat und einen Quark, Skyr, Hüttenkäse oder etwas ähnliches Eiweißhaltiges. Es lohnt sich, nur gute Salatöle, also zum Beispiel Rapsöl, Leinöl, Walnussöl oder Olivenöl zu verwenden. Und sich auch beim Essig Abwechslung und Auswahl zu gönnen. Oft peppe ich die Salatsoße mit Kräutern, Zwiebeln oder gehacktem Ei auf, manchmal braucht es auch etwas Joghurt oder

Buttermilch dazu. Diese Abwechslung hilft, dass das abendliche Salat essen nicht langweilig wird. Fertige Dressings aus dem Supermarkt sind nicht empfehlenswert. Häufig enthalten sie alle möglichen Zusatzstoffe, zum Beispiel Fruktose-Glukose-Sirup.

Bis zum heutigen Tag portioniere ich meine Mahlzeiten. Nach Plan esse ich schon lange nicht mehr, habe aber gelernt, wieviel ich essen kann, ohne wieder zuzunehmen. **Ich gebe mir so viel auf den Teller, um satt zu werden und um mein Gewicht zu halten.** Nachschlag gibt es im Alltag nicht – ich stelle fest, dass ich ihn nicht brauche! Diese unnötigen Nachschläge bei so vielen früheren Mahlzeiten trug ich genau wie die überflüssigen Süßigkeiten nur auf den Hüften spazieren!

Während der Abnehmphase waren zum Beispiel nur 60 g Nudeln für mich erlaubt. Früher hatte ich für mich und meinen Mann oft 250 g Nudeln gekocht, die wir bei einer Mahlzeit weggeputzt haben! Und ich hatte davon ungefähr die Hälfte gefuttert! Also im Vergleich zum Ernährungsplan das Doppelte. Kein Wunder, dass ich kontinuierlich zugenommen hatte.

Es ist nicht so, dass ich mir nie was gönne! Auch während den acht Monaten in der Abnehmphase gab es immer Ausnahmen. **Solange es Ausnahmen bleiben, also vielleicht einmal wöchentlich, steht dem Abnehmerfolg nichts im Weg!** Meist ergeben sich die Ausnahmen ganz natürlich. Denn man ist ja mal zum Geburtstag oder zum Grillfest eingeladen. Oder man geht mal essen oder will ab und zu ein Eis schlecken oder ein Stück Kuchen essen.

Sämtliche Ausnahmen genoss ich ohne schlechtes Gewissen. Wichtig ist nur, danach ganz normal im Ernährungsplan weiter zu machen. Auf diese Weise ergeben sich ungeahnte Freiheiten bei Einladungen und sonstigen Ausnahmen.

Dasselbe gilt für den Urlaub. Im Urlaub konnte ich meinen Ernährungsplan nie durchziehen. Da sind einfach die Begebenheiten ganz anders. Im Urlaub gönne ich mir mehr und gestatte viele Ausnahmen. Allerdings nicht volle Pulle, sondern gemäßigt. **Nach dem Urlaub geht es zu Hause mit meinem normalen Ernährungsprogramm weiter.** Je mehr ich im Urlaub über die Stränge geschlagen habe, desto schwieriger wird es hinterher wieder in die Spur zu kommen! Aber in jedem Fall – und ohne Ausrede – geht es zu Hause mit meinem Ernährungsprogramm weiter. Das hat bis jetzt immer geklappt.

Ich habe übrigens gar keine Lust mehr auf Ausreden und Ausflüchte – es funktioniert einfach nicht! Das Hüftgold sagt sowieso die Wahrheit und ich will es nicht mehr haben. Also hilft nur, mich so zu verhalten, dass der Speck sich nicht mehr auf meinen Hüften ansammelt.

Natürlich liebe ich weiterhin vor allem Schokolade, Pralinen, Kuchen und Eis. Sämtliche Ausnahmen erlebe ich nun viel intensiver. Es ist jetzt nicht mehr alltäglich für mich diese Köstlichkeiten zu naschen, sondern jedes Mal ein Fest! Umso größer ist die Gaumenfreude. Früher, als ich täglich Süßigkeiten aß, war das bei Weitem nicht so ein Genuss.

In den letzten Jahren vor der Gewichtsabnahme hatte ich beim Naschen permanent ein schlechtes Gewissen und Schuldgefühle. Klar war ja, dass mir diese überflüssigen Kalorien nicht gut taten. Wenn ich mal mit Süßigkeiten angefangen hatte, konnte ich häufig nicht aufhören, bis die Packung leer war. Leider hat sich daran nicht viel geändert. Naschzeug kaufen ist deshalb nach wie vor eine Ausnahme! Ich will es nicht mehr im Haus haben, denn es tut mir nicht gut.

Auf keinen Fall will ich das Süßigkeiten essen wieder zu etwas Alltäglichem machen. Es ist so toll, normalgewichtig zu sein. Ich bin viel gesünder und beweglicher, habe weniger Schmerzen und viel mehr Lebensqualität. Natürlich gefalle ich mir jetzt auch optisch besser.

Übrigens ging ich am Anfang meiner Abnehmphase ins Fitnessstudio, obwohl von vornherein klar war, dass das nicht mein Ding ist, weil ich es Jahre zuvor schon mal ausprobiert hatte. Ich las aber in sämtlichen Ratgebern, dass mehr Muskelmasse das Abnehmen fördert. Mir war klar, dass ich gerade am Anfang dringend Erfolgserlebnisse brauchte, um durchzuhalten. So kaufte ich mir also eine Zehnerkarte im Fitnessstudio und ging ein- bis zweimal wöchentlich hin und trainierte. Wahrscheinlich war das schon ein Faktor, dass der Start der Abnehmphase gut geklappt hat. Die Zehnerkarte habe ich aufgebraucht, aber keine neue besorgt.

Im Grunde mache ich, was meine sportlichen Aktivitäten angeht, nicht mehr als früher. Aber wie gesagt, ich wanderte schon immer gerne, fahre den ganzen Sommer über viel Fahrrad und gehe auch sonst oft zu Fuß. All-

tagsbewegungen wie Treppen steigen statt den Lift zu nehmen, Gartenarbeit und so weiter waren für mich schon immer selbstverständlich.
Häufig steige ich mehrere Straßenbahnstationen vorher aus und laufe den Rest. Das sind dann schon so um die 3000 Schritte, die ich zusätzlich gehe. Wenn ich das auf dem Hin- und Rückweg mache, komme ich alleine deshalb schon auf 6000 Schritte. Hier finde ich einen Schrittzähler am Handy wirklich prima, das motiviert tatsächlich!
Viele Menschen mit denen ich über das Abnehmen spreche, sagen, dass sowohl der Einstieg in die Abnehmphase, als auch das Halten des Gewichts nach erfolgreicher Gewichtsabnahme, das eigentlich Schwierige sei. **Das Abnehmen selbst ist also oft einfacher, als das Davor und das Danach.** Das kann ich nur bestätigen. Nach dem Abnehmen heißt es:

DRANBLEIBEN!

Auch wenn der Stand der Waage nun relativ gleich aussieht. Das Erfolgserlebnis, dass die Gewichtsanzeige kontinuierlich weniger wird, bleibt nun aus. Das war beim Abnehmen schon jedes Mal ein Motivationsschub, wenn es auf der Waage wieder runter ging! Da fiel der Verzicht deutlich leichter. Nun muss ich es als Erfolgserlebnis sehen, das Gewicht „nur" zu halten. Das heißt, meine neu erlernte Ernährungsweise beibehalten.
Am späten Abend, vor allem in den ersten Monaten des Abnehmens, war ich ja öfter hungrig. Es war schon eine große Umstellung nach dem Abendessen gar nichts mehr zu essen oder zu naschen. Wenn ich zu wenig Eiweißhaltiges zum Abendessen gegessen hatte, kam der Hunger häufig. Da ich während der Abnehmphase ohnehin mehr schlief als vorher, ging ich dann oft früher ins Bett. Schlafen war auch mit einem leichten Hungergefühl möglich. Früher hatte ich mir immer eingeredet, dass an Schlaf dann nicht zu denken sei. Ich stellte fest, dass das nicht stimmt.
Auch jetzt, nach der Abnehmphase gehe ich öfter leicht hungrig ins Bett. Das schadet überhaupt nicht und gleicht aus, wenn ich an anderen Tagen mal eine Ausnahme zu viel gemacht habe.

Im Nachhinein frage ich mich, warum ich früher so stur daran festhielt, dass ich hungrig nicht schlafen könne? Ehrlich gesagt, richtig ausprobiert hatte ich das nie. Das war wohl mehr eine Ausrede, so ein erlaubnisgebender Gedanke, doch noch was zu essen. Dieser Standpunkt hat sich jedenfalls als Fehleinschätzung herausgestellt, der mir lange geschadet hat und mit dem ich durch viele überflüssige Pfunde, die ich mit mir herumschleppte, bezahlt habe. Im Nachhinein gesehen war das übrigens weitaus unbequemer und schmerzhafter, als die Veränderung meiner Ernährungsgewohnheiten.

> Wie die Saat so die Ernte!

Wenn ich mein Normalgewicht halten möchte, muss ich mich adäquat verhalten und dementsprechend essen – und zwar für immer. Natürlich esse ich nun wieder mehr, als in der Abnehmphase. Aufrechterhalten habe ich unter anderem, dass ich deutlich kleinere Portionen esse als früher. Das ist nun nicht mehr schwer für mich. Kalorien zählen oder allzu viel abwiegen muss ich nun nicht mehr. Ich habe mich einfach wieder an die kleineren Mengen gewöhnt und in den Monaten des Abnehmens ein vernünftiges Augenmaß für die Nahrungsmengen wieder zurückgewonnen.

Süßigkeiten, Kuchen, Kekse, Eis und ähnliches bleiben Ausnahmen für mich. Das fällt mir nach wie vor manchmal schwer. Am besten funktioniert es, wenn nichts Süßes im Haus ist. Das hilft mir, naschen zu vermeiden. Wenn die Gelüste kommen, ist Ablenkung gut. Wasser, Tee oder schwarzen Kaffee trinken ist auch hilfreich.

Als Notprogramm, wenn ich die Gelüste nicht mit Ablenkung in den Griff bekomme, esse ich manchmal etwas Quark oder trinke Kefir. Ich will aber meinen Körper nicht mehr daran gewöhnen, dass er dauernd etwas zu essen bekommt. Auch nicht, wenn es gesunde Sachen sind. Zwischen Abendessen und Frühstück gibt es normalerweise nichts Kalorienhaltiges mehr. Das sind bei mir ungefähr dreizehn bis vierzehn Stunden Ruhe für den Magen.

Eine Ernährungsberatung empfehle ich jedem, der ernsthaft abnehmen möchte. Der Ernährungsplan stellt sicher, dass der Körper alle Nährstoffe bekommt, die er benötigt. Übrigens bezahlen die Krankenkassen häufig die Ernährungsberatung oder übernehmen zumindest einen Teil davon.

Der wichtigste Tipp ist wohl, sich an den Ernährungsplan tatsächlich zu halten. Ausnahmen sind ja erlaubt. Solange es Ausnahmen bleiben, ist alles im grünen Bereich!

Ich bin mittlerweile überzeugt, dass man den Magen einige Stunden nach dem Essen in Ruhe lassen sollte. Also nicht dauernd noch einen Happen oder eine Kleinigkeit zwischendurch essen oder trinken. Der Körper braucht das nicht! Es hat nur zur Folge, dass der Insulinspiegel ständig erhöht ist. Der Körper gewöhnt sich daran und verlangt dann auch zu diesen quasi „antrainierten" Zeiten nach Nachschub.

Ein dauerhaft erhöhter Insulinspiegel schaltet die Fettverbrennung aus. Wenn du über den ganzen Tag verteilt immer wieder etwas zu dir nimmst, Kaugummi kaust, Bonbons lutscht, eine Cola trinkst oder einen Müsliriegel knabberst, ist dein Insulinspiegel ständig erhöht und dein Stoffwechsel kommt nicht in die Fettverbrennung.
(Vgl. Klemme 2018, S. 107)

Früher hatte ich das als Hungergefühl interpretiert. Heute weiß ich, dass mein Körper alles hat, was er braucht, wenn ich vernünftig gegessen habe. Mir hat sehr geholfen, zu erkennen, dass ich mir mit dem ganzen überflüssigen Essen etwas angewöhnt hatte, das mir schadet. Und dass man schlechte Gewohnheiten auch wieder ablegen kann.

Wichtig war für mich, ein realistisches **Zielgewicht** festzusetzen, das ich tatsächlich erreichen konnte. Gleichzeitig war mir klar, dass mein Wohlfühlgewicht auf jeden Fall im normalgewichtigen Bereich liegen muss. Super schlank war ich schon als sehr junge Frau nie. Also wäre das Anstreben eines niedrigen Idealgewichts in meinem Fall wahrscheinlich utopisch und mit viel Frust verbunden gewesen.

Hätte ich mir dagegen nur ein paar Kilos Gewichtsabnahme zugemutet, so nach dem Motto, „Hauptsache, die nächste kleinere Konfektionsgröße passt wieder", wäre ich weiterhin unzufrieden gewesen. Wer weiß, ob es mir dann gelungen wäre, das neue Gewicht zu halten? **Das Halten des Gewichts geht vermutlich leichter, wenn man tatsächlich sein individuelles Wohlfühlgewicht erreicht hat und mit sich und seinem Körper zufrieden ist.**

Das Wohlfühlgewicht ist für jeden unterschiedlich. Der Weg dorthin auch! Da muss jeder Mensch für sich herausfinden, was für ihn das Richtige ist.

Schlussbemerkungen und allgemeine Informationen

Alle Interviewpartner in diesem Mutmachbuch hatten völlig unterschiedliche Voraussetzungen und Startbedingungen, als sie beschlossen, dauerhaft abzunehmen. Bei den Interviews wurde deutlich wie individuell das Thema Gewichtsabnahme ist. Alle Protagonisten mussten ihre alten Ernährungsgewohnheiten ändern und Neues dazulernen, um die Gewichtsabnahme zu schaffen und zu halten. **Jeder Einzelne musste für sich „sein Ding" in punkto Ernährung finden.**
Wichtig ist die Alltagstauglichkeit der gewählten Ernährungsform für die jeweilige Person, damit es auf Dauer funktioniert. Unterm Strich haben natürlich alle weniger und bewusster gegessen und sich mehr bewegt.
Individuelle Bedürfnisse und Begebenheiten mussten berücksichtigt werden, um jeweils einen machbaren Weg zu finden. Aktuell gibt es unterschiedliche, aber ausgewogene Ernährungskonzepte, die sich bei vielen Menschen bewährt haben und die von seriösen Ernährungswissenschaftlern empfohlen werden.
Zum Beispiel:

Kalorienreduzierte Mischkost: hierbei ist alles erlaubt: Kohlenhydrate, Eiweiß und Fett. Also Gemüse, Obst, Hülsenfrüchte, Fleisch und Fisch. Aber in begrenzten Mengen, so dass die Kalorienzufuhr pro Tag reduziert ist und der Körper so Gewicht verliert. Es gibt verschiedene Möglichkeiten, wie man das erreichen kann: man kann dabei Kalorien zählen, sich an einem Punktesystem orientieren oder man verringert den Fettanteil der Nahrung. Die Mischkost ist eine gesunde Ernährungsform, die langsame und nachhaltige Erfolge bringt – sofern man konsequent dran bleibt.
Mediterrane Ernährung: Die Mittelmeerdiät besteht aus wenig Fleisch, viel Gemüse, Obst, Nüssen, Getreideprodukten und Fisch. Milchprodukte gibt es in Maßen, gewürzt wird mit vielen Kräutern und häufig mit Knoblauch. Olivenöl wird großzügig verwendet. Süßigkeiten gehören nicht zu dieser Ernährungsform.

Low Carb: Früher galt Fett als der Dickmacher. Heute sind sich anerkannte Ernährungsmediziner einig, dass zu viele Kohlenhydrate, wenn sie nicht durch Bewegung und Sport verbraucht werden, uns übergewichtig und krank machen. Mittlerweile werden oft Diätkonzepte empfohlen, die Kohlenhydrate stark reduzieren. Ziel ist es, den Insulinspiegel möglichst niedrig zu halten und so den Fettabbau zu fördern. Bei der Low Carb Ernährungsform isst man vor allem Salate, Gemüse, kohlenhydratarme Obstsorten, Nüsse, Omega-3-haltige Öle, Fleisch, Fisch und Milchprodukte wie beispielsweise Quark.

Intervallfasten 16:8: bei dieser Methode wird 16 Stunden gefastet und nur in einem Zeitrahmen von 8 Stunden gegessen. Auch bei dieser Ernährungsform geht der Körper an seine Fettreserven, weil der Insulinspiegel niedrig gehalten wird. Meist werden bei dieser Vorgehensweise 2 bis höchstens 3 Mahlzeiten im Laufe der 8 Stunden eingenommen. Beispiele:

– Frühstück um 10 Uhr, Mittagessen um 14 Uhr, Abendessen um 18 Uhr.
– Manche Menschen können gut auf das Frühstück verzichten und nehmen die erste Mahlzeit erst um 12 Uhr zu sich, die letzte um 20 Uhr.
– Andere wiederrum brauchen unbedingt ein Frühstück. Hierfür ein Beispiel wäre: Frühstück um 7 Uhr, die letzte Mahlzeit wäre dann um 15 Uhr.

Zeitlich ist hier jede Variante möglich. Wichtig ist, dass zwischen den Mahlzeiten eine Essenspause von mehreren Stunden eingehalten wird und dass in einem Zeitraum von 16 Stunden überhaupt keine Kalorien konsumiert werden, auch nicht in flüssiger Form. **Achtung: Ein Milchkaffee zählt als kleine Mahlzeit!**

Beim Intervallfasten muss jeder seine Uhrzeiten und seine Strukturen finden, die zu ihm passen. Wer 16:8 nicht schafft, kann es auch erst mal mit 12:12 probieren. Dann auf 14:10 gehen und so allmählich steigern.

Nicht alles ist für jeden geeignet. Herausfinden, welche Ernährungsform wirklich gut zu einem passt, lohnt sich. Denn nur dann fühlt man sich wohl damit, so dass es einfacher wird, dauerhaft dabei zu bleiben.

Grundsätzlich finde ich es wichtig, egal welche Methode man wählt, sich von kompetenten Fachleuten gut beraten zu lassen. Das sind zum Beispiel Ärzte oder Ernährungsberater. Holen Sie sich gegebenenfalls auch Unterstützung in Form von therapeutischen Beratungsgesprächen. Solche Gespräche werden Ihnen Mut machen, das Projekt Gewichtsabnahme anzupacken und Ihnen den Rücken stärken durchzuhalten und dranzubleiben!

Danksagung

Einen herzlichen Dank für die Interviews und die Erlaubnis, ihre Lebensgeschichten in diesem Mutmachbuch zu veröffentlichen, gehen an: Maria, Thorsten, Martina, Volker, Dorothée, Thomas und Judith.

Bedanken möchte ich mich auch bei meinen Schwestern Bärbel und Claudia, sowie bei meinem Mann Frank für das Korrektur lesen des Manuskripts und so manchen guten Hinweis.

Außerdem bedanke ich mich beim Schneider Verlag Hohengehren für die gute und unkomplizierte Zusammenarbeit.

Literaturverzeichnis

Baur, Christof; Thurner, Bernd: Laufen leicht gemacht. München: Knaur Ratgeber Verlag 2007

Ende, Michael: Momo. Stuttgart: Thienemann Verlag 1973

Haberkern, Sabine: Mutmachbuch für ein Leben ohne Alkohol – Betroffene aus Nachsorgegruppen berichten. Baltmannsweiler: Schneider Verlag Hohengehren GmbH 2008

Haberkern, Sabine: Mutmachbuch für Angehörige von Alkoholabhängigen – Erfahrungsberichte von Angehörigen. Baltmannsweiler: Schneider Verlag Hohengehren GmbH 2009

Haberkern, Sabine: Endlich gefunden – Das Mutmachbuch für Singles auf Partnersuche. Berlin: Schwarzkopf & Schwarzkopf Verlag GmbH 2012

Hermann, Nadja: Fettlogik überwinden. Berlin: Ullstein Buchverlage GmbH 2016

Klemme, Felix: Natürlich sein – Das ganzheitliche Life-Coaching-Programm. München: Droemer Knauer GmbH Co.KG 2018

Kingston, Karen: Feng Shui gegen das Gerümpel des Alltags. Reinbek bei Hamburg: Rowohlt Taschenbuch Verlag 2009

Lützner, Hellmut: Wie neugeboren durch Fasten. München: Gräfe und Unzer Verlag 2004

Lützner, Hellmut; Million, Helmut: Richtig essen nach dem Fasten. München: Gräfe und Unzer Verlag 2005

Mierendorf, Tetje: Halbfettzeit – Mein neues Leben ohne Rettungsringe. München: Gütersloher Verlagshaus 2018

Riedel, Matthias; Fleck, Anne; Klasen Jörn: Die ErnährungsDocs – Wie Sie mit der richtigen Ernährung Krankheiten vorbeugen und heilen können. München / Hamburg: ZS Verlag GmbH 2016

Riedel, Matthias: Iss Dich gesund – Mein Ernährungswissen und 150 Rezepte für ein gutes, langes Leben. München: Gräfe und Unzer Verlag GmbH 2018

Wengel, Suzy: Schlank mit dem Handvoll-Prinzip – Die Einfachste Diät der Welt. München: Südwest Verlag 2018

Zachenhofer, Iris; Reddy, Marion: Kopfsache schlank – Wie wir über unser Gehirn unser Gewicht steuern. München: Goldmann Verlag 2018